DR. MARIANNE KOCH

L'INTELLIGENZA DEL CORPO

Tutto quello che bisogna sapere per rimanere giovani

Traduzione di Cristina Pradella

CORBACCIO

Titolo originale: *Körperintelligenz*

Traduzione dall'originale tedesco
di *Cristina Pradella*

Avvertenza. I risultati della ricerca scientifica e medica che sono alla base di questo libro e i consigli proposti riflettono lo stato delle conoscenze raggiunto al momento in cui è stato chiuso questo manuale. Poiché tuttavia la medicina è in costante evoluzione, non si possono a priori escludere nuove scoperte. I consigli e i trattamenti qui proposti non devono essere visti come sostituzione del parere di un medico o di un esperto: l'esatta diagnosi e la terapia di ogni tipo di patologia devono sempre, assolutamente, basarsi sulla valutazione di un medico.

Il nostro indirizzo internet è: www.corbaccio.it

ISBN 88-7972-667-6

Prefazione

Gentile lettore, gentile lettrice,

vi accingete alla lettura di un libro che vuole essere il filo conduttore di una fase ben precisa della vostra esistenza, una fase in cui altrimenti verreste lasciati soli con voi stessi. Dal sistema sanitario nazionale, dai media e da chi detiene il potere nella nostra società. Si tratta di quella fase in cui non siete più giovani, ma non siete nemmeno già vecchi. Esattamente come me. Abbiamo ormai a disposizione possibilità straordinarie per poter vivere anche dopo i cinquant'anni una vita interessante, ricca e stimolante. Per essere ancora apprezzati – e rimanere giovani. Non solo nel corpo, ma anche nella mente, che rimane vigile e attenta.

Il manuale tratta i risultati più recenti e innovativi delle ricerche sull'invecchiamento, la valutazione di tutti i mezzi anti-aging che ci vengono proposti, i vostri diritti come importanti membri della società. Prima inizierete a inglobare queste conoscenze nella vostra vita quotidiana, meglio sarà.

Ancor oggi ricordo il mio primo incontro con il fenomeno «rimanere giovani» – e lo considero un momento veramente straordinario.

Fu quando, molti anni fa, conobbi alla prima di uno dei miei film una donna davvero graziosa, che secondo me era sulla cinquantina e mi affascinava molto. Mi raccontò del suo lavoro come avvocato, aveva letto tutti i libri di cui si discuteva in quel periodo, e sprizzava vivacità e voglia di vivere. Alla fine non potei più trattenermi e le chiesi l'età. Aveva settantatré anni! Incredibile. Assunsi evidentemente un'aria sorpresa, tanto che lei si divertì molto. Se proprio bisogna invecchiare, pensai all'epoca, quando avevo venticinque anni, allora è meglio farlo così.

Quella sera non le chiesi come faceva a rimanere così giovane e brillante. Oggi lo so: ed è questo l'argomento del libro. Tutti noi invecchiamo, prima o poi, ma tutto dipende se ci poniamo dinanzi al problema in modo intelligente.

Mi auguro che troverete la lettura di questo libro stimolante e divertente.

Marianne Koch

Capitolo 1

INVECCHIARE, E ALLORA?

- Gli anni regalati
- I segreti delle cellule
- Siamo schiavi dei nostri geni?
- Il mio corpo è il mio tesoro

Evviva: viviamo più a lungo! Quasi sicuramente ormai si superano gli ottant'anni, o per lo meno questo è quanto sostiene la statistica. Rispetto ai nostri progenitori saremo così testimoni di un periodo storico più lungo, con i suoi mutamenti e la sua evoluzione. La nostra storia personale, con i periodi di studio e quelli di lavoro, con i momenti di piacere, con tutte le gioie e le difficoltà, le delusioni e i successi, durerà più a lungo e sarà anche più sfaccettata e multiforme rispetto a quanto avremmo mai supposto in gioventù – abbiamo più tempo per vivere – ed è una cosa meravigliosa.

D'altro canto, è davvero qualcosa che ci deve rendere felici?

Avere più tempo per vivere non significa anche che noi «invecchiamo», o meglio viviamo da vecchi, più a lungo? E non sono quasi tutti d'accordo nel ritenere la fase di invecchiamento qualcosa di spaventoso, qualcosa che in tutti i casi sarebbe meglio evitare?

Facciamo comunque un breve test.

- Vi spaventa l'idea di invecchiare, di arrivare a 65, 70 o persino 80 anni?
  Sì? Allora siete in buona compagnia, infatti fate parte del 75% della popolazione. Il restante 25% vive invece già quella condizione, e nota che tutto è effettivamente molto diverso rispetto a quanto aveva immaginato.

- Cosa vi spaventa?
  Essere ormai considerati vecchi, e quindi automaticamente poco interessanti, inutili, forse ripugnanti? Malaticci o deboli? Bisognosi di aiuto? In declino irreversibile? No, in questo caso state facendo, fortunatamente, un errore, per lo meno per quanto riguarda l'avere bisogno degli altri. Tutti gli studi statistici mostrano che questo stadio si instaura solamente quando si arriva agli ultimi mesi di vita. E che le idee che abitualmente si hanno sulle abilità delle persone anziane sono completamente errate, puri preconcetti. Per quale motivo appaiono comunque così coriacee, nessuno lo sa con precisione. Naturalmente tali concetti prendono le mosse dall'illusione che si debba essere giovani, o per lo meno che si debba sembrare giovani, per poter avere successo, essere richiesti, sentirsi fortunati, apprezzati e «in vista». Oppure, come afferma Betty Friedan, sociologa: «Il voler rimanere giovani ci ha resi ciechi dinanzi alle possibilità della vecchiaia».*

Persino gli esperti cadono nella trappola di questi pregiudizi. Per esempio, un celebre studioso di geriatria, occupato in una ricerca scientifica sui disturbi della memoria, aveva dovuto dividere i soggetti analizzati nelle categorie «giovani» e «anziani». Linea di divisione era stata stabilita l'età di 60 anni. Egli stesso era in quel periodo all'incirca sui 55 anni. Dieci anni dopo spostò la linea di demarcazione tra giovani e anziani a 70 anni, e di nuovo cinque anni dopo, quando ormai aveva superato i 70 anni, la fece avanzare ulteriormente a 75 anni. Non era soltanto la vanità a indurre questo celebre scienziato a inserirsi di volta in volta nel settore più giovane. Ma, come egli stesso aveva ammesso, si trattava molto di più della consapevolezza che anche in tarda età era in grado di

* Betty Friedan, *L'età da inventare*, Frassinelli, Milano, 2000.

pensare con mente acuta e di lavorare in modo creativo, esattamente come quando era più giovane.

Come nel caso della bellezza, quindi, anche la risposta alla domanda su chi sia effettivamente da definire «anziano» risiede solamente negli occhi di chi osserva.

Ma non vorrei assolutamente dare l'impressione di mirare a indurvi a tutti i costi a riconciliarvi con l'invecchiamento, pensando che non esista. Al contrario: vorrei anzi convincervi che questo periodo della vostra vita, di cui forse avete ancora paura, può essere un tempo meraviglioso, stimolante, eccitante, in grado di aprirvi possibilità fino a questo momento impensate. A patto che siate disponibili a inglobare nella vostra vita quotidiana alcune importanti conoscenze scientifiche, come il modo in cui trattate il vostro corpo, e ad accettare determinati sforzi per tenere in allenamento la mente.

SIAMO SCHIAVI DEI NOSTRI GENI?

Perché alcune persone rimangono vigili e piene di energia anche quando raggiungono un'età in cui altre iniziano a vivere una fase discendente per alcune capacità mentali e fisiche? Questo fenomeno ha forse una causa biologica? E, se sì, potrebbe essere allargato anche a quelle persone che invece sono minacciate da un invecchiamento precoce?

Questo tema è stato spesso argomento di riflessione per l'umanità, esattamente come l'invecchiamento, la morte, il continuare a vivere, l'eterna giovinezza. Sin dalla scoperta della struttura del DNA – acido desossiribonucleico – elemento primario e fondamentale della vita, che si trova nei nostri cromosomi come catena infinita di informazioni genetiche, i microbiologi si sono un po' più avvicinati ad alcuni di questi segreti. Il secondo grande evento del XX secolo in campo biologico, la mappatura del genoma uma-

Potremo davvero prolungare artificialmente la nostra esistenza in un prossimo futuro?

no, ha permesso di acquisire una quantità di dati veramente inimmaginabile sul nostro patrimonio ereditario. Nel frattempo, gli scienziati hanno imparato ad attribuire determinate carenze genetiche a malattie particolari, tanto che sperano di poter in qualche modo riparare eventuali segmenti mancanti in futuro. Al contempo si è certi che, in un futuro non troppo lontano, si potranno influenzare in questo modo anche i processi di invecchiamento, tanto più che questo è accaduto già con altre forme di vita. E così, in alcuni degli organismi studiati, per esempio nella drosofila e nella filaria, si è riusciti a provocare nel patrimonio ereditario dei mutamenti che innalzano le aspettative di vita degli animali fino al doppio. Ovviamente non si sono finora osati test simili sugli esseri umani. Per lo meno non ancora; sussistono comunque altre conoscenze che per lo meno ci spiegano il fenomeno dell'invecchiamento e della morte delle cellule. E che in parte ci aiutano già da ora a mantenere il nostro corpo sano più a lungo.

Il nostro cervello è composto da 100 miliardi di cellule, ognuna delle quali ha legami con altre 10.000.

L'invecchiamento delle cellule umane

- **La fuga dei radicali liberi.** Dovendosi occupare in prima persona della propria sopravvivenza, ogni cellula necessita di centrali energetiche attive al proprio interno. Queste minuscole centrali chimiche – i mitocondri – producono energia attraverso le reazioni biochimiche.

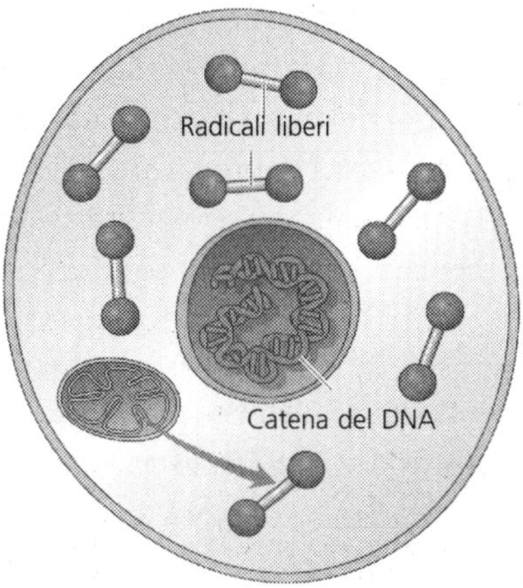

Durante tale attività si sviluppano invece sostanze di scarto, i cosiddetti radicali liberi, la cui quantità aumenta con l'età, e in particolare quando le cellule sono costrette a rielaborare svariate sostanze dannose, per esempio veleni ed elementi inquinanti per l'ambiente. Quanto più i radicali liberi impediscono l'assunzione dell'ossigeno, tanto minore risulta la produzione di energia e aumentano i danni. Di tanto in tanto si verifica la morte di una cellula, e il conseguente indebolimento. Tra i mezzi più importanti per evitare l'invecchiamento cellulare, e quindi della persona stessa, sono i cosiddetti antiradicali liberi: vitamine e altre sostanze vegetali da assumere attraverso una sana alimentazione (vedi Capitolo 8: « Mangiar sano », p. 177 ss.).

- **L'orologio interno.** I cromosomi, che contengono i geni, possiedono alla loro estremità una sorta di capsula protettiva. Durante ogni divisione cellulare si stacca un pezzetto di questa cappa, chiamata telomero, cioè la parte finale del braccio del cromosoma. In tal modo, questi segmenti protettivi si accorciano progressivamente nel corso del tempo. E quando improvvisamente diventano troppo corte, le cellule non riescono più a rinnovarsi e muoiono. Si è stabilito che questi telomeri all'inizio hanno una lunghezza differente, e quindi prospettive di vita conseguentemente diverse, a seconda che il cromosoma provenga dal padre o dalla madre. Per la ricerca si è trattato di una prova ulteriore che l'aspettativa di vita può essere influenzata anche da un punto di vista genetico. Inoltre, le cellule tumorali possono contare su una sorta di « vita eterna »: producono infatti una sostanza particolare, la telomerasi, in grado di far sì che le capsule protettive non si accorcino durante una divisione. In questo modo le cellule possono moltiplicarsi all'infinito.

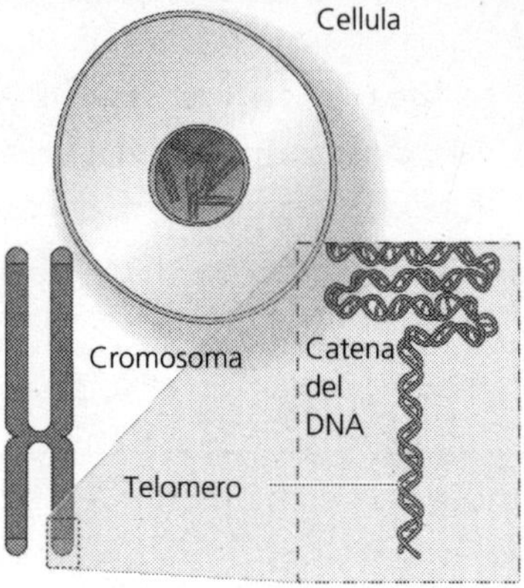

- **I geni difettosi non possono essere riparati.** Gli uomini non presentano affatto, al contrario della filaria, un gene in grado di stabilire la durata della vita. Per contro, nelle cellule anziane si registra una diminuzione della capacità di riparare e ripristinare caratteristica dei geni, che cercano di colmare i segmenti mancanti dopo ogni divisione cellulare. In questo modo viene spiegato il motivo per cui, nel corso del tempo, un numero sempre maggiore di cellule mostra danni ingenti e muore. Ma anche questo meccanismo può essere influenzato, sostengono i ricercatori. Quanto più efficiente è il sistema immunitario, tanto più facilmente l'organismo può individuare le cellule danneggiate.

Cosa mi rende davvero unico?

Sono quello che sono perché porto in me un particolare patrimonio genetico? Sono grasso perché i miei genitori non mi hanno passato alcun gene per essere snello? Morirò per una malattia cardiaca perché il gene che regola il colesterolo ne invierà una dose eccessiva nelle mie arterie? Devo mettere in conto di ammalarmi di tumore al seno intorno ai quarant'anni solo perché è successo a una mia zia? O, viceversa, posso sperare di vivere a lungo senza limitazioni, fumando e bevendo alcolici, con molto stress e poco sonno, solo perché mamma e papà hanno entrambi appena compiuto ottant'anni?

Occhi azzurri e capelli rossi, o capelli e occhi neri, naso lungo o corto, intelligenza acuta: da tempo è noto a tutti che aspetto esteriore, talento e carattere derivano dal patrimonio genetico dei nostri genitori. Nel mentre, tuttavia, si è stabilito che anche molte altre caratteristiche risiedono nel nostro patrimonio genetico. Per esempio, il modo in cui si reagisce all'assunzione di determinati farmaci, l'essere o no portati ai reumatismi o all'osteoporosi, e poi alcune forme di cancro all'intestino, o ancora ipertensione o diabete. Ma anche, ovviamente, denti robusti, pelle delicata, avere o no un buon orecchio per la musica, capacità dialettica o coordinamento dei movimenti, elemento questo indispensabile per un campione sportivo.

Tutto predestinato. O forse no?

In effetti, gli esseri umani hanno in comune il 99,9% dei geni: sì, avete letto giusto – proprio il 99,9% del vostro patrimonio genetico è in pratica identico a quello di altri uomini. Quello che vi rende una persona unica, ciò che è alla base della vostra personalità, è proprio lo 0,1% del patrimonio genetico. Comunque sono pur sempre tre milioni di minuscole entità che, all'interno delle nostre cellule, ci trasformano nell'inconfondibile signora X o nell'indimenticabile signor Y, facendoci così distinguere dagli altri per tutta la vita.

E poi sussiste ovviamente un'altra importante premessa che influisce su talenti e inclinazioni apparentemente predefiniti, rendendo possibili alcuni progetti di vita: voi stessi.

Le persone intelligenti rimangono giovani più a lungo?

Sono effettivamente poche le malattie ereditarie che rappresentano un destino ineluttabile. «Ineluttabile» significa che le persone interessate dalla presenza dei geni «difettosi» si ammaleranno di sicuro nel corso della loro esistenza, e spesso secondo un ordine biologico ben definito. (Ne è un esempio la corea di Huntington, una malattia ereditaria del sistema nervoso centrale, che di solito compare tra i trenta e i cinquant'anni di età.) Nel caso della maggior parte delle malattie ereditarie, non è invece certo se e quando la patologia in questione insorgerà. Decisivi in proposito sono in effetti anche le influenze ambientali, il tipo di vita che si conduce, e talvolta, persino, il caso. Attraverso un comportamento intelligente si può quindi spesso evitare che una predisposizione genetica si tramuti in malattia.

I geni hanno su di noi un potere limitato.

Due esempi: chi, basandosi sulla propria anamnesi familiare, potrebbe essere colpito da una forma di diabete dovrebbe assolutamente cercare di non ingrassare e fare molto movimento. Se si è portati all'osteoporosi, è importante scegliere una dieta ricca di calcio e sottoporre a sforzo regolare la propria struttura ossea attraverso lo sport. Se si indirizza l'esistenza anche in virtù di queste consapevolezze, si può in molti casi giocare un bello scherzo ai geni e... rimanere sani.

Per quanto riguarda il naturale processo di invecchiamento vale lo stesso: siamo proprio noi a disporre della possibilità

di mantenere corpo e mente giovani, o per lo meno di far sì che invecchino più lentamente. Abbiamo quindi l'opportunità di contribuire in modo decisivo affinché invecchiare non sia per noi un'ipotesi spaventosa.

Il mio corpo è il mio tesoro

Gli avvenimenti più eccezionali si verificano quando il nostro corpo subisce un danno di varia natura. Le capacità di autoguarigione che vengono in questo caso attivate sfiorano la magia. Le nostre cellule, e così tutto il nostro sistema, sono infatti programmati in modo che l'organismo tenti il più velocemente possibile di ripristinare lo status preesistente di salute. Per questo motivo, esistono vere e proprie «squadre» che si occupano della riparazione, e fanno sì che in un osso rotto venga ricreato il tessuto mancante, o che il taglio su un dito smetta di sanguinare e dopo alcuni giorni guarisca. Ne è un altro esempio il sistema immunitario, che annienta le possibili cause di malattia prima che diventino effettivamente pericolose.

Ascoltate la voce del vostro corpo!

Al giorno d'oggi è sempre più possibile, come mai prima d'ora, mantenere la pelle giovane, un cuore robusto e la voglia di vivere anche quando si invecchia. Ma al contempo è anche importante abbandonare alcuni comportamenti che danneggiano il corpo anzitempo. Per contro, tra il gran numero dei cosiddetti metodi anti-aging si dovrebbero scegliere effettivamente solo quelli che hanno un solido fondamento scientifico (ed evitare tutto quanto non è altro che idiozia o trovata pubblicitaria).

Mettiamo quindi finalmente da parte gli errori più madornali.

Permette? Sono la sua guardia del corpo

Tuttavia anche il miglior sistema di autoguarigione può risultare impotente, quando non siamo in grado di proteggere la nostra salute.

Quello che vi serve soprattutto è una « guardia del corpo ». Un qualcuno che faccia in modo che non si verifichino danni, e che vi induca ad agire con circospezione nei confronti di quella meraviglia naturale che è il vostro corpo. Scommetto che lo conoscete già. Non vi dice forse che è meglio indossare una giacca perché fuori fa freddo e tira vento, così che non vi prendiate un raffreddore? Non accende un campanello d'allarme, quando sentite sintomi sconosciuti? Ed è lo stesso che vi spinge a fare esami preventivi. E che vi fa notare per la centesima volta come ormai sarebbe giunto il momento di smettere di fumare o di rinunciare al terzo bicchiere di vino. È la coscienza, l'istinto, lo spirito benevolo, l'intelligenza... chiamatelo come volete. Sorprendentemente, molte persone non odono nemmeno questa voce né sono minimamente attente al proprio corpo. Le persone intelligenti invece ascoltano questa loro guardia del corpo, e quindi hanno migliori possibilità di rimanere in forma e giovani più a lungo.

Potrà anche diventare pesante con tutte le sue esortazioni e i buoni consigli, e soprattutto quando siete portati a fare il contrario di quello che vi propone. Pazienza: la prossima volta gli presterete comunque attenzione.

Basta con il fumo

Chi vuole trattare il proprio corpo in modo responsabile deve abbandonare il fumo. Senza se e senza ma, perché, semplicemente, è troppo dannoso. Innanzitutto per i polmoni e gli alveoli polmonari, minuscole strutture a forma di chicco d'uva in cui l'ossigeno immesso con l'aria respirata viene guidato nel sangue. Dopo anni di fumo, milioni di alveoli vengono annientati, e al loro posto si formano grandi sacche che non hanno più alcuna funzione. Questo mutamento patologico viene definito enfisema, una tra le diagnosi più gravi e gravide di conseguenze nelle persone anziane. L'enfisema provoca una mancanza di ossigeno cronica in tutto il corpo, facilitando così i processi di invecchiamento e danneggiando soprattutto cuore e cervello.

Un'altra grave conseguenza dovuta a un prolungato consumo di nicotina è data da tutti i mutamenti nei vasi sanguigni e dall'indebolimento del sistema immunitario, cosa che ovviamente aumenta il rischio di insorgenza di patologie cancerose e la possibilità di contrarre malattie infettive.

Pensate che i fumatori, pur sapendo tutto quello cui vanno incontro, preferiscono ricordare il celebre nonno – chi non ne ha in effetti uno in famiglia? – che ha raggiunto il ragguardevole traguardo di novant'anni pur fumando e, soprattutto, addurre a pretesto l'assuefazione, troppo forte da sconfiggere?

Non è vero! Perché molti ce la fanno, e sono veramente in tanti.

Presupposto della massima importanza è la motivazione e la decisione di smettere definitivamente. Non appena avete preso questa decisione, avete ormai quasi vinto.

Per giungere allo scopo esistono svariate possibilità, dal metodo «smetto da questo momento» fino alla preparazione interiore che può andare avanti per settimane e settimane, fino al «giorno zero». Di recente ho visto risultati incredibilmente straordinari con il metodo proposto da Allen Carr.*

Fumare provoca l'insorgenza di rughe e vi fa sembrare più vecchi!

Attualmente in molti paesi europei si organizzano corsi della durata di un giorno che sembrano effettivamente in grado di realizzare in quasi il 90% dei partecipanti una sorta di riprogrammazione della mente ormai assuefatta (consultate il sito Internet: www.easywayitalia.com). Si veda anche l'Appendice a p. 273 ss.

* Allen Carr, *Il metodo semplice per smettere di fumare*, Sperling Paperback, Milano, 1993.

Se ce la fate, potete esserne veramente contenti: già dopo una settimana che avete smesso, il rischio di subire un infarto cardiaco diminuisce del 30%, dopo due mesi l'attività dei vostri polmoni è aumentata di un buon 25% – a patto ovviamente che la situazione di molti alveoli non sia ormai irrimediabilmente compromessa.

Basta con il troppo alcol

Con gioia l'enorme schiera di chi ama il vino ha accolto alcuni anni fa i risultati delle ricerche scientifiche che dimostravano come il vino, in particolare quello rosso, fa bene alla salute e contribuisce persino ad allungare le prospettive di vita. Pare che abbia addirittura una certa funzione protettiva contro l'infarto cardiaco e l'ictus. Ma queste virtù si riscontrano solamente quando si consumano al massimo due bicchieri (da 0,20 cl) al giorno. Poi la situazione si capovolge, e tutti i bicchieri successivi diminuiscono l'effetto benefico, provocando quindi i ben noti danni a fegato, cuore e ossa.

La spiegazione di questo effetto così positivo è rappresentata dalle «sostanze vegetali secondarie» naturali presenti nell'uva, come anche alcuni tannini, che si formano nel vino durante le fasi di vinificazione.

Meno incoraggianti sono invece le statistiche che sostengono come ormai in tutta Europa milioni di persone siano alcolizzati, cioè dipendenti dall'alcol – e con tutte le conseguenze fatali per la salute e la vita sociale. Soprattutto i giovani sottovalutano il potenziale di dipendenza e hanno un atteggiamento incredibilmente leggero nei confronti degli alcolici, che tra l'altro sono disponibili ovunque.

Quando le bevande alcoliche appartengono così tanto alla quotidianità, come avviene nella nostra società, diventa decisivo il senso di responsabilità che si ha nei loro confronti. Le quantità devono rimanere tanto scarse da non recare danno. Inoltre, le persone che hanno il fegato già danneggiato, per esempio dopo un'epatite, ma anche i giovani e le donne in gravidanza, dovrebbero rinunciare completamente all'alcol.

Del resto, valgono i consigli dati dall'Organizzazione Mondiale della Sanità:

- Per le donne, al massimo 20 grammi al giorno di alcol puro, quantità che corrisponde a 0,5 litri di birra o 0,2 litri di vino.
- Per gli uomini, 40 grammi al giorno di alcol puro, quantità che corrisponde a un litro di birra o circa mezza bottiglia di vino.

Basta con la vita sedentaria

Ma pensate un attimo a tutto quello che in genere fa il vostro corpo nel corso di una giornata-tipo: starsene seduti a tavola, per colazione, e poi in metropolitana, sull'autobus, o in automobile. E ancora rimanere per ore seduti al lavoro (a meno che non abbiate un'attività tale che richiede molto movimento, come lavorare nel settore edile o essere un trainer in palestra). Poi, eccovi di nuovo seduti durante la pausa pranzo. E un'altra volta alla scrivania, in auto o metropolitana, a cena o dinanzi alla televisione. O ancora mentre leggete il giornale, e al cinema...

Uno stile di vita sedentario è la patologia ormai più diffusa della società moderna.

Da un lato è sorprendente come l'evoluzione non ci abbia ancora dotati di un sedere enorme e di gambe atrofizzate! Credo che noi non abbiamo ancora percepito quanto la nostra vita sia ormai diventata povera di movimento. A meno che non si sia tra quei pochi che hanno inserito nella propria quotidianità sport o altre forme di esercizio fisico.

Molti medici pensano disperati a tutti quegli studi attenti dai quali risulta lampante quanto sia importante il training fisico per tutti, e soprattutto per chi sta invecchiando. E quanto poco si

Le generazioni future avranno sedere sempre più grosso e gambe sempre più magre?

faccia tesoro di questa conoscenza. Cuore, vasi sanguigni, pressione venosa e arteriosa, valori di colesterolo e struttura ossea potrebbero trarre tutti beneficio dal moto fisico, anche solo da una passeggiata quotidiana di trenta minuti o da quindici minuti di ginnastica. Per non parlare poi del nostro cervello, che attraverso la stimolazione fisica potrebbe essere meglio irrorato di sangue, e quindi produrre più sostanze messaggere ed essere meno portato alla depressione o ai disturbi della memoria.

In particolare, si dovrebbe far presa soprattutto sui bambini e i giovani, che rimangono per ore e ore seduti sui banchi di scuola (spesso pessimi da un punto di vista ortopedico) e quindi si curvano la schiena dinanzi al computer o alla televisione. In questo modo non riescono a sviluppare ossa e muscoli robusti, elementi di cui avranno poi enormemente bisogno in età avanzata.

Dovreste immediatamente progettare un programma di attività fisica e integrarlo nella vostra routine quotidiana. (Consigli per esercizi fisici li trovate nel Capitolo 2, «I cinque pilastri della giovinezza», p. 31 ss.)

Basta con un'alimentazione non sana

L'alimentazione moderna si basa su cibi sempre meno sani e ipercalorici, saporiti ma troppo grassi. Un'alimentazione che è tuttavia poco consigliata, soprattutto dai nutrizionisti e dai dietologi, che, senza un minimo di misericordia, dimostrano come: a) i grassi animali sono dannosi, b) la maggior parte delle persone che invecchiano bene è snella.

Il nostro fabbisogno energetico è incredibilmente diminuito se paragonato a quello delle generazioni passate; per essere più precisi, è diminuito quando le macchine hanno preso sempre più piede nella nostra vita, dominandola. Non si va più a piedi o in bicicletta al lavoro, si preferisce guardare lo sport alla televisione, invece di praticarlo, e a volte si cammina solo per quel paio di settimane all'anno in cui ci si concede una vacanza. E, al contempo, la quantità di cibo a disposizione è molto aumentata. Da tempo ormai non mangiamo più quando si ha effettivamente fame. E anche le quantità non sono più regolate in base alle effettive necessità. Gola e appetito caratterizzano le nostre abitudini alimentari. E quindi forniamo al nostro corpo una quantità di energia attraverso l'alimentazione sempre maggiore rispetto al suo effettivo fabbisogno. Al problema si può rispondere o consumando più energia, quindi iniziando un programma di sport e movimento intenso, oppure riducendo l'ingestione di calorie, in base alla regola: mangiare diverte, ma devo ricordarmi di non riempire il piatto fino al bordo, e una seconda porzione non è nemmeno da prendere in considerazione.

Un ulteriore problema è, nonostante l'aspetto invitante, la scarsa qualità di molto di quanto mangiamo. Il ricco mondo occidentale si trova in balia del potere dell'industria alimentare. Piatti pronti ricchi di grassi, zuccheri e calorie, snack e dolciumi, fino alle bevande gasate, che contengono molte sostanze chimiche e gonfiano lo stomaco, hanno in misura massiccia sostituito le ricette fatte in casa con ingredienti sani, una situazione di cui è in buona parte responsabile anche la pubblicità aggressiva di molti produttori.

Mangiare molto, grasso e sbagliato ci rende più portati alle malattie cardiache, ai tumori e ai problemi articolari.

Cambiamo le nostre abitudini alimentari, consigliano gli esperti. Il che significa: nulla contro un occasionale tuffo tra bombe caloriche e ricche di colesterolo, a patto che la maggior parte dei pasti aiuti il nostro corpo a rimanere sano.

Come si possa mangiar sano lo si apprenderà nel Capitolo 8: «Mangiar sano – non di meno, né di più», a p. 169 ss.

Basta con il peso su pancia e fianchi

Nessun timore: non vogliamo affatto accusarvi se da quando avevate vent'anni, ed eravate sportivi, giovani e snelli, avete messo su un po' di peso e ora vi portate a spasso 10-12 chili in più. Il problema che affrontiamo è ben diverso: ci stiamo infatti occupando di un fenomeno molto diffuso nei paesi industrializzati occidentali. Sempre più persone (e quasi un terzo dei bambini e

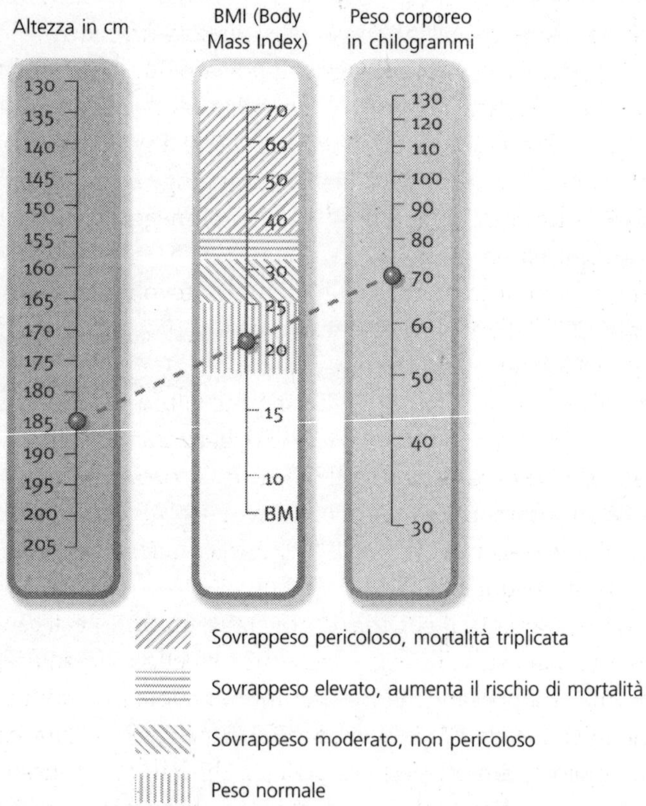

Unendo con una linea il punto dell'altezza e quello del peso si individua il proprio Body Mass Index.

degli adolescenti) sono in notevole sovrappeso, con punte del 25% in più rispetto a quanto si definisce «normale».

Tra l'altro, ormai questo peso-forma non viene più rigidamente definito come avveniva qualche anno fa, quando si propagandava il «più si è magri, meglio è». In genere vale il seguente computo: altezza in centimetri meno 100 = peso normale in chilogrammi. Un paio di chili in più o in meno sono accettati. L'oscillazione di peso definita come normale è accuratamente segnalata dal Body Mass Index (indice della massa corporea), che viene calcolato dal peso corporeo (espresso in kg) diviso per l'altezza (in metri). Oppure basatevi semplicemente sul grafico riportato qui a fianco. Chi ha un Body Mass Index di oltre 30, o chi sorpassa il proprio «peso normale» del 25% o più, espone la propria salute a rischi notevoli:

- La possibilità di ammalarsi di diabete raggiunge quasi il 100% dopo vent'anni di sovrappeso. Il diabete danneggia i vasi sanguigni, i reni, gli occhi, il cuore e il cervello.
- Anche il rischio di ipertensione aumenta notevolmente se si è in sovrappeso. L'elevata pressione sanguigna provoca un indurimento delle pareti dei vasi sanguigni.
- Il sovrappeso è inoltre un appesantimento ulteriore delle articolazioni e delle ossa. Soprattutto le articolazioni del ginocchio iniziano ben presto a soffrire di fenomeni di logoramento, reagendo con mutamenti cartilaginei che inducono anche all'artrosi. Un processo simile interessa pure le articolazioni delle anche e la spina dorsale.
- Nelle donne aumenta il pericolo di contrarre un tumore al seno.
- I cuscinetti adiposi nella zona del ventre e dello stomaco rappresentano un appesantimento costante di cuore e polmoni.
- E infine la sicurezza di sé, elemento fondamentale di una vita serena e gioiosa, diminuisce. Da un lato chi è in sovrappeso si sente spesso a disagio nel proprio corpo, goffo nei movimenti, privo di forma. Dall'altro soffre per via della sensazione di essere rifiutato dagli altri proprio per l'aspetto ritenuto ripugnante.

Purtroppo, dimagrire è una cosa veramente difficile. Le diete sono spesso tabù, e producono il famigerato effetto yo-yo. Tutti gli esperti seri sono concordi nell'affermare che si ha un buon successo solo ricorrendo a una combinazione di movimento e cambiamento delle proprie abitudini alimentari, con il passaggio a una dieta povera di grassi e ricca di vitamine. E questo anche per un lungo periodo.

Le diete ingrassano!

(Si veda anche il Capitolo 8 di questo libro, «Mangiar sano – non di meno, non di più» e *Mein Gesundheitsbuch*, in cui sono stati esaurientemente trattati i consigli per dimagrire e mantenere poi il peso raggiunto.)*

Nessun riposo per le cellule grigie

Al termine di questo breve bilancio sugli errori comportamentali che ci fanno invecchiare nostro malgrado, dovremmo assolutamente occuparci anche del nostro cervello. Invecchiare non significa infatti che le tipologie delle prestazioni del vostro cervello diminuiscono automaticamente. E non significa nemmeno che la vostra mente lavora in modo sempre meno attendibile. Al contrario. Le cellule del cervello non ringiovaniscono, ovviamente, ma possono addirittura ancora migliorare, in particolare per quanto riguarda capacità di apprendimento, fantasia, correlazioni di pensiero. Anche se si hanno ottant'anni. Per raggiungere un risultato simile, tuttavia, le si deve sottoporre a una stimolazione costante; il vostro cervello deve essere continuamente eccitato ed esposto a nuovi stimoli. Altrimenti, prima o poi, si rifiuterà di svolgere il proprio compito.

Cellule cerebrali, sveglia! Non potete semplicemente rimandare il lavoro!

* Marianne Koch, *Mein Gesundheitsbuch*, Deutscher Taschenbuch Verlag, Monaco di Baviera, 1999.

Attivi contro l'Alzheimer

Poco tempo fa è stato pubblicato uno studio interessante che aveva lo scopo di verificare se effettivamente il morbo di Alzheimer o altre forme di diminuzione dell'attività cerebrale potessero essere evitati negli anziani grazie a particolari attività destinate al tempo libero. Dopo averli osservati per cinque anni, si è scoperto che, se raffrontati, era più elevato il numero delle persone che rimanevano sane tra coloro che ogni settimana

- facevano giochi da tavolo
- leggevano
- suonavano il pianoforte, il violino o altri strumenti
- ballavano.

Un effetto, seppur decisamente minore, era inoltre riscontrato nei soggetti che facevano le parole incrociate o partecipavano a dibattiti e discussioni.*

Il dato di fatto che già un semplice allenamento cerebrale possa difenderci dalla demenza dovrebbe in effetti farci ben sperare. Tuttavia le maggiori stimolazioni per il nostro cervello sono date da nuovi compiti, per la cui soluzione non si può rimandare a regole e schemi noti e già in noi predefiniti. Per gli anziani, questo significa per esempio apprendere a utilizzare il computer o un altro apparecchio moderno. (Nel Capitolo 3, «Attivi mentalmente», a p. 51, troverete molte informazioni e suggerimenti sull'argomento.)

* J. Verghese et. al., *Leisure Activities and the Risk of Dementia in the Elderly*, New England Journal of Medicine, 348, n. 25.

I migliori anni della nostra vita

Rimanere giovani anche quando si invecchia: è questo, da sempre, il sogno dell'umanità. Filosofi, medici, ma anche alchimisti e poeti se ne sono occupati, mentre l'idea della fonte magica della gioventù entusiasmava già le menti medievali. Dipinti del XVI secolo mostrano donne « anziane » (all'epoca erano considerare anziane le donne oltre i quarant'anni!) che entrano nell'acqua del bagno per poi riemergere sull'altra riva, ritornate vergini snelle come giunchi. Per quanto riguarda gli uomini raffigurati nel dipinto, osservano ovviamente interessati questa procedura. Li incontriamo nuovamente nel segmento di dipinto dove le donne ricompaiono dopo il bagno; qui attendono le compagne ringiovanite e appaiono molto presi e ormai pronti a commettere qualsiasi atto impuro.

Per *par condicio*, tuttavia, anche gli uomini hanno sempre avuto le proprie difficoltà con la vecchiaia. Altrimenti Faust non avrebbe dovuto promettere la propria anima a Mefistofele per tornare giovane e percepire il caro vecchio fuoco nelle vene (e in altre parti).

Eppure l'antica nostalgia per la gioventù non è nulla in confronto all'ossessione con cui gli uomini oggigiorno si tormentano, soffrono, si castigano, giacciono sotto ferri, macchine snellenti e liposuzioni, per competere, almeno visivamente, con chi ha ancora dinanzi a sé il trentacinquesimo compleanno.

Non lo trovate triste, e al contempo anche un po' divertente?

Qual è la molla che ci rende automaticamente tristi quando compiamo sessant'anni? Certamente non è tanto il pensiero della caducità dell'esistenza, bensì la sensazione di essere allontanati dalla società, dagli uomini che ci circondano, di non avere più un proprio ruolo. E perché così tanti anziani risultano frenati, spaventati, sulla difensiva? Forse perché nessuno sorride loro per la strada. Perché nessuno si sofferma a fare loro un complimento, come: « Salve, lei è proprio in gran forma, sa? » Invece di queste gentilezze, sull'autobus, si sentono spesso ragazzine brontolare perché un'anziana non riesce a scendere velocemente dall'autobus: «E per questa vecchia dobbiamo pure pagare!» (Questo fatto me l'ha raccontato una donna di ottantaquattro anni, che ha sempre avuto, per sua fortuna, la risposta pronta e che anche in questo caso ha risposto: «E non dimenticarti di impiccarti per tempo, così da non invecchiare!»)

Ma non dovreste lasciarvi scoraggiare. Il mondo sta infatti iniziando a comprendere che le aspettative di vita aumentano, e che gli anni migliori della vostra vita ricadono spesso in un'epoca in cui si iniziava in passato a riscontrare una diminuzione delle forze, della vivacità e della voglia di vivere. Nuove libertà, un nuovo benessere fisico, una nuova consapevolezza di sé, e ancora nuovi amori, interessi diversi, apertura e propensione verso le persone che ci circondano: saranno questi i caratteri principali della nuova generazione X. Alla quale apparterrete anche voi.

Capitolo 2

I CINQUE PILASTRI DELLA GIOVINEZZA

- Ossa compatte
- Articolazioni mobili
- Muscoli robusti
- Vasi elastici
- Coordinazione dei movimenti

Un uomo o una donna vi si avvicinano, vi passano accanto: se vi si chiede direttamente quanti anni potrebbero avere, potete ricorrere a diversi elementi per giungere a una risposta soddisfacente. Qual è secondo voi l'impressione più importante, la prima, o meglio quella che tradisce immediatamente l'età di una persona? Il volto, forse? Non proprio. La figura? Non ha alcuna importanza. L'abbigliamento? Totalmente errato. I capelli? Idem come sopra. No, il modo in cui queste persone si muovono, la loro postura, l'atteggiamento. Se si spostano con passo ritmico, morbido, con il corpo ben eretto e con una postura accuratamente controllata, oppure se si trascinano lentamente, forse curvati in avanti, senza alcuna elasticità e tensione nella figura. Ovviamente anche lo sguardo, gli occhi, e attraverso questi la disponibilità alla comunicazione sono altri sintomi di giovinezza, seppur non anagrafica. Ma ancor più sono i nostri movimenti a tradire l'età – un dato di fatto di cui non siamo ancora molto consapevoli.

Il movimento nasce dalla coordinazione, quindi dalla perfetta simbiosi e collaborazione di ossa, articolazioni, muscoli ben irrorati di sangue e allenati, nervi che portano gli ordini dal cervello ai muscoli in un lampo. Un risultato simile richiede comunque esercizio: se una ballerina si prende alcuni mesi di pausa dalla professione e non si allena più, perderà ben presto la padronanza del proprio corpo. Lo stesso vale per un pianista che, a fronte di un paio di settimane senza sfiorare i tasti del pianoforte, perde la capacità di eseguire i passaggi più complessi senza commettere errori. E noi? Percorriamo per anni e addirittura decenni la china sbagliata, rimanendo a lungo seduti in poltrona davanti alla televisione o sul sedile della nostra macchina. E poi ci sorprendiamo se non riusciamo più a saltare come prima, né a salire o arrampicarci, né tantomeno a correre, e magari sentiamo le spalle arrugginite, le articolazioni dell'anca che non ci permettono più di realizzare passi lunghi ed elastici, la spina dorsale che ha perso elasticità e soprattutto stabilità.

Essere giovani significa quindi potersi muovere – il che vale sia per il corpo, ma anche e soprattutto per lo spirito, la mente. Chi secondo voi risulta più giovane: il quarantenne che crede di avere appreso abbastanza dalla vita, e che è pronto a considerare per tutta la vita come intoccabili le proprie convinzioni, oppure il settantenne che è ancora curioso e che si diverte molto a confrontarsi con le opinioni del nipote? Proprio il cervello, per potersi mantenere attivo, ha bisogno di nuove situazioni e compiti sconosciuti, per la cui soluzione deve aprire nuovi varchi nel folto dei miliardi di collegamenti nervosi (di questo parleremo in modo più esaustivo nel capitolo seguente).

Giovinezza è movimento.

Ovviamente esistono diverse peculiarità, sia fisiche sia spirituali, che contribuiscono alla giovinezza di un individuo, ma le più importanti sono le seguenti:

- Ossa compatte
- Articolazioni mobili
- Cellule cerebrali attive
- Muscoli forti
- Vasi sanguigni elastici

Ossa compatte

Il nostro scheletro rappresenta circa il 14% del peso corporeo, e questo significa che le oltre duecento ossa del corpo umano sono

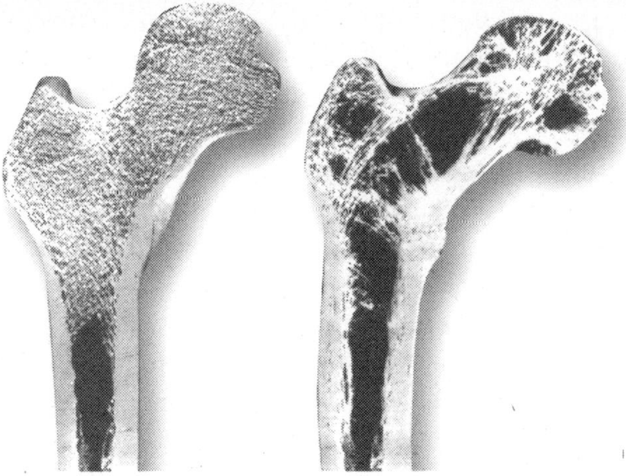

A sinistra: osso normale con struttura intatta. A destra: tessuto osseo meno denso dovuto all'osteoporosi.

costruite con una struttura leggera, quasi come negli uccelli: all'esterno una parete dura, compatta, all'interno una cavità di «assi» sottili, disposte in modo da trovarsi sempre a un'angolazione ideale rispetto al peso che devono sopportare. Eppure questa costruzione elegante presenta anche dei rischi: quando le «assi» diventano infatti più sottili e rade, quando lo spessore della parete esterna diminuisce, allora sussiste il pericolo che l'intero osso si spezzi facilmente. E poiché tutte le cellule delle ossa vengono demolite, sostituite da nuove cellule e quindi rafforzate con la presenza di calcio, basta un minimo errore nell'equilibrio della demolizione e della ricostruzione per rendere poroso lo scheletro: ecco allora l'osteoporosi, la malattia molto temuta della vecchiaia, che incurva la schiena e rompe le ossa, oltre a provocare dolori intensi. Quindi, viste le conseguenze, vale senz'altro la pena cercare di prevenire la malattia.

Sì, ma come?

In primo luogo è molto importante preoccuparsi sin da giovani che le ossa raggiungano stabilità e solidità ottimali. Allo scopo sono fondamentali una quantità adeguata di calcio nell'alimentazione e movimento a sufficienza, in quanto stimola la formazione ossea. I bambini che bevono Coca-Cola e non latte, i giovani che rimangono ore e ore dinanzi al computer invece di andare in palestra o praticare uno sport, non hanno effettivamente alcuna possibilità di mantenere in attivo il proprio «conto ossa». Quindi iniziano il periodo in cui lo spessore osseo comincia a diminuire – all'incirca a partire dai trent'anni – con valori troppo bassi. Quando invecchiano aumenta ancor più il rischio di ammalarsi di osteoporosi, e a mano a mano che gli anni passano il rischio si moltiplica esponenzialmente. Ma anche in seguito, e in pratica in ogni fase della nostra esistenza, si può e si deve rafforzare lo scheletro: una scelta importantissima per coloro che hanno superato il cinquantesimo anno di età, e ancora una volta in particolare per le donne, che risultano particolarmente minacciate per via della diminuzione nella produzione di estrogeni.

L'osteoporosi non è un destino. È una malattia che si può curare.

Novità dalla scienza

Per via dell'aumentata aspettativa di vita, l'osteoporosi diverrà in futuro una patologia ancor più diffusa e importante, una vera e propria malattia endemica, di quanto non lo sia già oggi. Si calcola che il numero di coloro i quali subiscono una frattura del femore sia in costante aumento, e un terzo di questi diventa invalido e deve quindi essere assistito. Ancora più elevato risulta il numero di persone che subiscono la frattura della spina dorsale, in particolare gli ultracinquantenni. L'osteoporosi tuttavia non è una malattia inevitabile, anche se la predisposizione genetica svolge un ruolo importante. Si tratta di una forma che, nella maggior parte dei casi, può essere evitata con uno stile di vita adeguato.

Cinque consigli per ossa più robuste

- **Alimentazione ricca di calcio** (almeno 1000 mg al giorno): latticini (per esempio latte magro, yogurt, formaggi duri); molta verdura fresca, frutta e cereali, acqua minerale con un'elevata percentuale di calcio.
  Poco zucchero, bevande analcoliche, caffè, alcol.
  (Un elenco delle percentuali di calcio contenute nei vari alimenti si trova nell'Appendice, a p. 272.)
  Inoltre si può integrare il fabbisogno quotidiano di calcio con dei farmaci. In genere si consiglia una combinazione di calcio e vitamina D, in quanto garantisce un migliore assorbimento di calcio nel nostro organismo.
- **Non fumate!** Il fumo rallenta la produzione degli ormoni sessuali (estrogeni nell'organismo femminile, testosterone negli uomini) e conseguentemente diminuisce la produzione di cellule del tessuto osseo. Inoltre danneggia l'irrorazione sanguigna nelle ossa.
- **Movimento e sport regolari:** la cosa migliore è scegliere tipi di movimento che affaticano lo scheletro, come camminare, fare jogging e così via. Si presuppone che a ogni passo ossa e spina dorsale subiscano un leggero colpo e quindi percepiscano lo stimolo a produrre altra massa ossea. Anche il nuoto fa bene ai muscoli, ma è meno efficace per la solidità delle ossa.

Gli astronauti soffrono maggiormente di osteoporosi dato che, con la totale assenza di gravità, possono perdere una massa ossea anche pari al 20% per via di un minore affaticamento dello scheletro.

- **L'importanza del peso corporeo:** finalmente una buona notizia per chi non è propriamente snello – essere sottili come giunchi corrisponde forse a un ideale di bellezza diffuso, ma per le ossa si tratta di una situazione decisamente poco sana! Nel caso di un *indice di massa corporea* (vedi p. 24) inferiore a 20 la situazione è già critica. E lo si può immaginare facilmente: un peso troppo scarso comporta un affaticamento minimo dello scheletro. A cui vanno aggiunte le conseguenze dell'alimentazione di chi è molto magro, alimentazione in gran parte insufficiente. E ancora, la massa di grasso produce estrogeni che stimolano la formazione delle ossa. Non voglio ovviamente convincervi, tuttavia, che sia meglio essere in sovrappeso, in quanto alla lunga danneggereste le giunture e la mobilità ne risulterebbe limitata.

- **Attenzione ai farmaci**: alcune medicine provocano osteoporosi. Il che vale in particolare per il cortisone. Fate quindi in modo di assumere anche prodotti che rafforzano il tessuto osseo nel caso in cui vi venga somministrato di cortisone.

(Per il trattamento di forme di osteoporosi latenti o conclamate, si veda nel Capitolo 10: «L'età non è una malattia», a p. 217 e ss.)

Articolazioni elastiche

Che si tratti di un'artrodia, ossia una giuntura sinoviale (anche, spalle), o dell'articolazione del ginocchio, o di una delle numerose, piccole articolazioni delle mani e della spina dorsale, le articolazioni, o giunture, sono una vera e propria opera d'arte. Uno strato liscio di cartilagine ricopre l'estremità delle ossa, che si incastrano alla perfezione in ogni articolazione. Questo strato sottile produce un liquido che aumenta la capacità di movimento e diminuisce il pericolo di affaticamento. Le superfici articolari scivolano quindi dolcemente a ogni movimento, per anni e anni. L'articolazione riceve stabilità e resistenza attraverso la capsula, un rivestimento rigido di tessuto connettivo, i muscoli e i legamenti. Proprio nel caso di carichi straordinari, come per esempio in alcune prestazioni sportive, tutto dipende dalla forza strutturale di legamenti e muscoli.

Purtroppo queste meraviglie sono delicate: di per sé l'invecchiamento rende i legamenti meno elastici e la cartilagine più fragile. Gli incidenti più o meno gravi, in cui l'apparato di sostegno dell'articolazione viene eccessivamente esteso o strappato, il sovrappeso o un affaticamento sbagliato provocano nel tempo il distacco della capsula, mentre le superfici articolari non si incastrano più alla perfezione come prima. La posizione sbagliata induce inoltre uno sfruttamento errato dello strato di cartilagine. E poiché quest'ultima non può rinnovarsi dopo una ferita sulla superficie, prima così liscia, si formano delle strutture irregolari. A ogni movimento la giuntura scricchiola, e si hanno varie conseguenze che vanno dall'infiammazione al dolore vero e proprio alla deformazione: da questo momento in poi l'individuo è colpito dall'*artrosi*, e così la sua capacità di movimento è molto diminuita. Ma si può evitare tutto questo?

Forse non con assoluta certezza. Tuttavia vi sono alcune regole di base che si dovrebbero comunque apprendere, e seguire.

Quattro consigli per articolazioni sane

- **Rafforzate l'apparato muscolare**, che renderà più stabili le giunture. In questo modo sarete meglio protetti da incidenti e lesioni. In ogni palestra e centro dove si pratica ginnastica riabilitativa, oltre ai centri fitness, si propongono quegli esercizi che possono contribuire a rafforzare la spina dorsale, le articolazioni del ginocchio e delle spalle. Con un simile addestramento allontanerete anche l'eventuale rischio di dolori cronici alla schiena, così diffusi.
- **Evitate i pesi eccessivi!** Se volete capire quale enorme sovraccarico sia rappresentato già da una ventina di chili, per le anche e le articolazioni del ginocchio, mettete in una valigia il peso corrispondente e trascinatela per appena duecento metri – ne resterete sconvolti!

- **Non trascurate mai le lesioni sportive!** Anche le ferite apparentemente minori non vanno mai liquidate come sciocchezze, ma ci si dovrebbe subito recare da uno specialista e farsi curare di conseguenza. Sussiste comunque il pericolo che si verifichi una calcificazione o si formi una cicatrice sulla capsula dell'articolazione, cosa che potrebbe ridurre la possibilità di movimento degli arti.
- **Tutti i giorni praticate cinque minuti di ginnastica rilassante ed esercizi di stretching:** in questo modo dimostrerete alle giunture che viene sfruttata per intero la loro funzione. Nelle persone che per esempio non hanno più sollevato correttamente le braccia per un anno intero, i legamenti corrispondenti si atrofizzano, pregiudicando così il libero movimento delle spalle. Oppure, come quando si faceva da piccoli, riuscite ancora a infilare l'alluce in bocca? No? (Nemmeno io, a dire il vero...) Peccato, un vero peccato. Fate comunque sempre attenzione e cercate di non raggiungere il risultato a tutti i costi, anche forzando la parte!

Le articolazioni devono potersi muovere, altrimenti arrugginiscono.

Muscoli robusti

Complessivamente possediamo oltre seicento muscoli, che possiamo muovere volontariamente. Questi si distendono come un mantello protettivo sul nostro corpo e sono gli organi che ci garantiscono forza e destrezza. Purtroppo le cellule muscolari hanno la tendenza a sciogliersi, il che significa che diminuiscono nel numero e nella forza non appena si smette di utilizzarli. Chiunque sia costretto a trascorrere alcune settimane a letto ha potuto constatare di persona che il diametro del polpaccio e della coscia diminuisce di parecchi centimetri e che braccia e gambe perdono

Novità dalla scienza

Forza, velocità, movimento, resistenza e destrezza nei movimenti sono garantiti da un regolare addestramento muscolare. L'attività fisica è comunque lo stimolo più forte per la conservazione delle cellule nervose, e quindi per la capacità operativa del cervello. Il movimento migliora la circolazione sanguigna, la produzione di sostanze messaggere del cervello e la capacità delle cellule di comunicare tra loro – quindi è il principale presupposto per un'attività cerebrale ben funzionante. Ovviamente la regolare attività fisica migliora anche le prestazioni del muscolo cardiaco e dei vasi sanguigni che lo alimentano. Altri influssi favorevoli si hanno sul metabolismo, quindi su colesterolo e utilizzo di zuccheri. E infine un adeguato e regolare training muscolare previene anche la depressione.

forza. Solo dopo mesi di movimento e sport regolari si riesce a tornare ai livelli precedenti di allenamento.

Se oggi avete trent'anni, dovreste già programmare di mantenere all'età di settant'anni una massa muscolare che sia poco più della metà di quella attuale – quindi sarebbe meglio iniziare sin da subito ad allenare i muscoli. Da questo punto di vista tutti gli scienziati sono concordi: la perdita di massa muscolare è uno dei motivi principali che provocano l'invecchiamento dell'uomo.

Non preoccupatevi – non dovete diventare uno sportivo professionista.

Ora, non è il caso di farsi prendere dal panico. Nessuno pretende che da domani mattina trascorriate una buona parte del vostro tempo in un centro fitness. Al contrario: il corpo è già nella situazione di stimolare le proprie cellule muscolari con un minimo programma di training.

Quattro consigli per rinforzare i muscoli

- Siete in questo momento seduti a un tavolo? Allora stringete i pugni e premete gli avambracci con forza sul piano del tavolo mentre contate fino a 30. Quindi: 1-2-3... non lasciatevi andare! ... 12-13-14... spingete ancora!... 29-30. Bene, ora rilassatevi. Quindi passiamo alle gambe: partendo dalla destra, premetela il più possibile contro il pavimento, contate fino a 30 e rilassatevi. Ripetete anche con la sinistra.

Che cosa è successo? Avete impegnato, attivandoli e sovraccaricandoli, grossi gruppi muscolari in modo isometrico, quindi senza grande movimento. Se ripetete l'esercizio per 5 volte al giorno, ridurrete di molto la diminuzione muscolare di braccia, gambe e spalle. Esercizi simili possono essere eseguiti davvero ovunque: in metropolitana, in ufficio, a tavola...

- I muscoli non andrebbero comunque attivati solo in modo isometrico, quindi statico, ma anche con un movimento fluido, dinamico.

  Una bella passeggiata tre o quattro volte a settimana per un tratto di tre o quattro chilometri rappresenta non solo un esercizio eccellente per la circolazione, ma anche un modo per allenare tutto il corpo. Scegliete una velocità che non vi lasci senza respiro. Soprattutto per le persone anziane o non allenate, che non sono abituate a praticare sport, un'andatura tranquilla e regolare, come quando si cammina, è il movimento ideale. I giovani possono invece cimentarsi in tratti di corsa o nello jogging. Importante: indossate scarpe di buon livello, che sostengano bene il piede e siano dotate di solette ammortizzatrici.
- Se ci si allena in tanti, ci si diverte effettivamente di più rispetto a quando lo si fa da soli. Quindi, se non appartenete a un'associazione sportiva, potreste riunire un gruppo di amiche e amici e ogni settimana organizzare una serata di yoga o tai chi. Esistono persino alcune aziende i cui responsabili permettono attività analoghe all'interno della propria ditta – non tanto per filantropia, bensì perché in questo modo i collaboratori sono più sani, equilibrati e motivati. Ma anche in altri

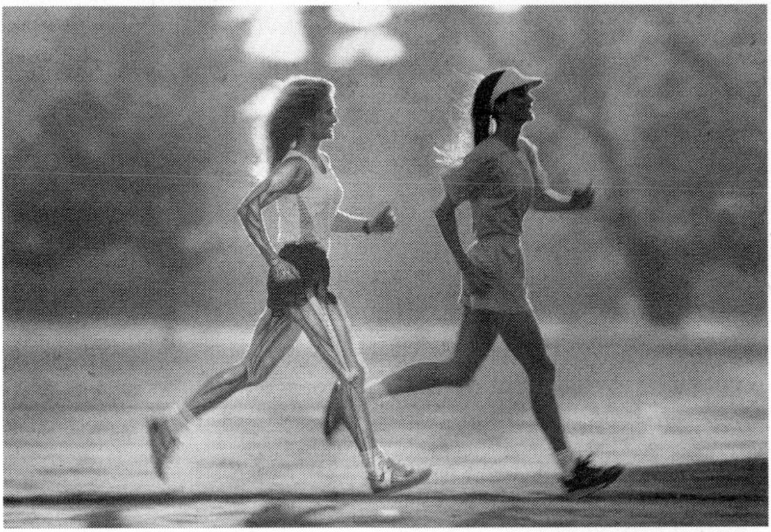

La corsa è una forma di movimento ideale, ma anche semplici passeggiate vi possono mantenere in forma evitando il deperimento muscolare.

luoghi di lavoro nessuno si opporrà se ogni due ore fate una ventina di piegamenti. Anche perché dopo sarete più concentrati.

- Conosco persone che si sono « costruite » un personal trainer da casa dinanzi alla televisione e così si divertono a sgambettare mentre guardano il loro programma preferito. In questo modo intendono trarre vantaggio anche dalle trasmissioni più stupide. Come vedete, non si pongono limiti alla fantasia con cui potete realizzare il training migliore per la costituzione dei vostri preziosi muscoli. E la cosa straordinaria è che, in questo modo, non solo rafforzate i muscoli ma, al contempo, i vasi sanguigni rimangono giovani.

Vasi elastici

Quando chi studia i fenomeni legati all'invecchiamento parla di vasi sanguigni si riferisce alle arterie, che portano il sangue ricco di ossigeno o sostanze nutritive dal cuore in tutte le parti del corpo umano. Le vene, che riportano il sangue ormai impoverito al cuore, sono anch'esse importanti e devono essere curate in modo da evitare, per quanto possibile, la formazione di vene varicose, gonfiori o trombosi, ma in merito alla giovinezza sono le arterie che contano.

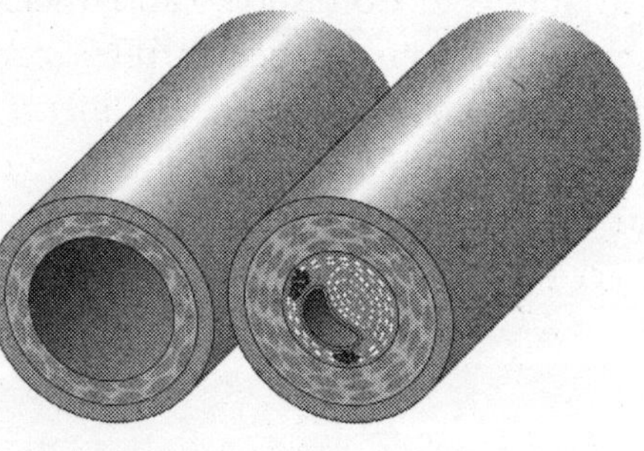

Sezione di un'arteria sana e di una modificata dall'arteriosclerosi.

Questi tubicini straordinariamente elastici sono composti da tre strati. All'esterno, uno strato solido cellulare funge da limite e protezione, lo strato centrale è invece formato da piccoli muscoli e vasi elastici, e all'interno uno strato cellulare, l'endotelio, riveste il vaso. Questo strato cellulare è, in condizioni sane, molto liscio, così da non opporre resistenza al sangue che scorre.

Perché la pressione sanguigna è così importante?

La pressione sanguigna nelle arterie dipende da alcuni fattori. Innanzitutto dal fatto che il muscolo cardiaco si contrae e pompa il sangue nei tronchi arteriosi, oppure si dilata e il sangue viene aspirato. (Per questo motivo si misurano sempre due valori nella pressione sanguigna, il più elevato, *sistolico*, e il meno elevato, *diastolico*). Ma dipende anche dall'elasticità dei vasi, quindi dalla morbidezza e dall'estensione. Quando le pareti di un vaso sanguigno non riescono più a gestire l'ondata di sangue che continua a scorrere, la pressione si alza. E in questo caso si entra in un vero e proprio circolo vizioso: la pressione alta danneggia infatti la superficie interna, morbida, delle arterie. Si vengono così a formare minuscoli tagli e fessure in cui si possono infiltrare piastrine sanguigne e colesterolo. Da questi mutamenti derivano poi impedimenti alla circolazione, che rendono ancor più gravi i danni alle pareti dei vasi. Si formano così le cosiddette placche, stratificazioni di colesterolo e calcare, e in questo modo insorge l'arteriosclerosi, l'indurimento e invecchiamento generale delle arterie, che provoca un peggiore irroramento sanguigno e, conseguentemente, un invecchiamento di tutti gli organi. I più sensibili, il muscolo cardiaco e il cervello, corrono i rischi peggiori. E questo spiega il motivo per cui infarti cardiaci e ictus sono la prima causa di mortalità.

Cinque consigli per vasi sanguigni più elastici

- **Trattate nel modo corretto l'innalzamento della pressione sanguigna.** Tra gli ultrasessantenni, una persona su due soffre di ipertensione arteriosa, o pressione sanguigna elevata. Le cause scatenanti sono chiare solo in pochi casi. Una cosa tuttavia è certa: molti uomini hanno la predisposizione a uno strato muscolare arterioso che non riesce a rilassarsi sufficientemente. Quando questi muscoli si irrigidiscono costantemente, il vaso diventa più stretto e la pressione all'interno sale. Altri meccanismi che inducono all'ipertensione sono il sovrappeso e l'obesità, la mancanza di movimento, lo stress e il troppo alcol. A questo proposito abbiamo già introdotto alcune possibilità per poter diminuire in modo semplice la pressione sanguigna. Ma se, attraverso il controllo del peso, l'attività fisica e la rinuncia al troppo alcol non si riesce a indurre una diminuzione soddisfacente della pressione sanguigna a valori di almeno 135/80 mmHg – valida anche per i pazienti più anziani – allora si deve necessariamente ricorrere all'assunzione di farmaci. Fortunatamente esistono ormai in commercio talmente tanti prodotti e principi attivi, che ognuno potrà trovare, insieme con il proprio medico, il farmaco più adatto privo di effetti collaterali. Inoltre, in casa si dovrebbe tenere sempre un misuratore della pressione sanguigna, proprio come si tiene un termometro per misurare la febbre.

- **Non fumate!** Il fumo danneggia lo strato sensibile di endotelio interno ai vasi sanguigni e provoca restringimenti, o chiusure, delle arterie minori e quindi un peggiore irroramento sanguigno degli organi. (Nell'Appendice, a p. 273, troverete un elenco di possibili metodi contro l'assuefazione da nicotina.)
- **Cercate di avere valori di colesterolo normali!** In questo caso, negli ultimi tempi i medici sono diventati più generosi. In realtà nessuno nega il fatto che valori elevati, in particolare del «cattivo» LDL (Low Density Lipoproteins), accelerano i mutamenti patologici nelle arterie, ma se non sono presenti altri fattori di rischio per l'arteriosclerosi – come affaticamento notevole, ipertensione, sovrappeso, stress o fumo – allora non pare più così necessario far scendere necessariamente i valori di colesterolo nella media, e cioè al livello totale di 200 mg/dl (= 200 milligrammi per decilitro di plasma sanguigno), LDL sotto 160 mg/dl, HDL (il colesterolo «buono») almeno 45 mg/dl. Di tutt'altra natura appare la situazione quando i vasi sanguigni sono già minacciati. Soprattutto le persone affette da diabete, che presentano un rischio di ammalarsi di arteriosclerosi 4 o 5 volte più alto, o i pazienti che hanno già alle spalle un infarto cardiaco o un ictus, devono tenere molto bassi i livelli di colesterolo, e l'LDL dovrebbe essere tenuto sotto i 100 mg/dl. Dato che questo risultato non è ottenibile solo attraverso un regime alimentare particolare, cioè con la riduzione di grassi animali,

gli specialisti consigliano in questi casi di ricorrere assolutamente a un farmaco che diminuisce il valore di colesterolo nel sangue.

- **Evitate lo stress.** Certo, è più facile a dirsi che a farsi. E non sono soltanto gli uomini a essere sottoposti a forti tensioni dovute a carriera, denaro o amore. Le donne, in effetti, ne sono molto esposte, in particolare quando desiderano far convivere sotto lo stesso tetto famiglia e professione. Lo stress, in particolare se prolungato, induce una maggiore produzione di ormoni come adrenalina e cortisone, che provocano tra le altre cose un aumento della pressione sanguigna e mutamenti nel sistema immunitario. Purtroppo non esiste una regola comune per combattere lo stress della vita quotidiana, se si eccettuano il training autogeno o il rilassamento muscolare progressivo secondo Jacobson. Pertanto, ognuno deve trovare la propria soluzione individuale.
  (V. anche Capitolo 7: «Benessere tra piacere e affari», p. 147 e Capitolo 9: «La vita sociale», p. 195.)
- **Fate sport e attività fisica regolare.** Ancora una volta, il nostro corpo ha necessità assoluta di fare attività fisica. Così come muscoli e ossa, anche il sistema cardiovascolare deve sempre essere stimolato se lo si vuole mantenere in perfetta efficienza. E per diminuire nelle arterie i danni dovuti all'età nulla è meglio di correre, fare nuoto, ballare, andare in bicicletta, fare ginnastica: tutto quanto vi fa divertire.
  Questo, in particolare, vale per chi ha già compiuto i settantacinque anni. Secondo gli studi scientifici più recenti, se tre volte alla settimana si fa una passeggiata di tre chilometri si diminuisce della metà il rischio di infarto o ictus.

Coordinazione dei movimenti

Per un perfetto coordinamento dei movimenti avete bisogno anche del cervello: attraverso gli impulsi nervosi, questo organo guida i muscoli che a loro volta mettono in movimento ossa e articolazioni.

Nei bambini piccoli che hanno appena appreso a camminare, il movimento non è così consequenziale. La loro idea di «partenza» non viene ancora prontamente tramutata in segnale elettrico e, come conseguenza, nell'attivazione degli oltre cento muscoli di anche, gambe e piedi, necessari, ovviamente, per camminare. E così vacillano, tentennano, gambina sinistra, e poi gambina destra, si lasciano andare sul pavimento... Successivamente, tutto il movimento si svolge invece fluidamente, da sé, perché cervello e muscolatura hanno imparato a comunicare automaticamente tra loro. E ancora in seguito, quando si è diventati pigri e si ama la comodità, improvvisamente si viene a scoprire che molte forme di movimento vengono automaticamente cancellate dal programma che prevede la cooperazione tra cervello e muscoli, proprio perché non servono più.

Non è ovviamente necessario puntare alla medesima capacità di coordinamento che, per esempio, caratterizza un campione di calcio, il quale deve vedere la traiettoria della palla, calcolare immediatamente dove si poserà, correre in quel punto del campo e muovere i muscoli del piede automaticamente in modo da colpire la palla in volo e gettarla in rete – tutto nell'arco di pochi secondi. Dovete semplicemente osservarvi e quindi correggere gli errori: in poco tempo il vostro corpo percepirà come ovvio e naturale il programma che vi permette di avere movimenti fluidi ed eleganti.

Sette consigli per imparare a coordinarsi

- **Camminate diritti.** Questo implica che i muscoli della schiena e dell'addome collaborano tra loro e la lunghezza dei passi aumenta.

- **Sollevate bene i piedi nel movimento**. In questo modo eviterete l'andamento lento e strascicato degli uomini anziani. Mentre eseguite il giusto movimento con i piedi, per un tratto dovreste anche appoggiare prima le dita e poi i talloni (proprio come fanno le modelle in passerella). Noterete come si tendono i muscoli addominali e oscillano i fianchi.
- **Molleggiatevi sulle gambe!** Invece di piegarvi in avanti, movimento odiatissimo dalla spina dorsale. (Provate a svolgere i lavori in cucina seguendo lo stile di una ballerina – con gesti eccessivi, passi sulle punte dei piedi, piccoli movimenti e così via. Scoprirete quindi l'ampiezza e la varietà dei movimenti di cui il corpo umano è capace.)
- **Fate ogni giorno un po' di stretching e qualche piegamento!**
- **Giochi con lo sgabello:** posate il piede destro e il sinistro, alternandoli, su uno sgabello o una sedia, all'inizio lentamente, poi sempre più veloci. Nel sollevare il piede destro stendete in alto le braccia, fino a dove arrivate; alzando il piede sinistro spingete i gomiti verso la schiena. Quindi invertite. Continuate per 3 minuti, poi rilassatevi.
- **Ruotate un paio di volte sul vostro asse**, poi cercate immediatamente di camminare lungo una linea retta, scegliendo un punto di riferimento, come il bordo di un tappeto, e ponendo con attenzione un piede dopo l'altro.

E così via. Lasciate libero spazio alla vostra fantasia, e scoprite nuove modalità di movimento. Il cervello e i muscoli saranno completamente sbalorditi, ed è proprio quello di cui hanno bisogno: nuovi collegamenti nervosi sono esattamente quello che serve al cervello per rimanere giovane.

Il prossimo capitolo vi illustrerà tutto quanto è utile per mantenere il cervello attivo e perfettamente funzionante.

Capitolo 3

ATTIVI MENTALMENTE

- Le cellule cerebrali cambiano costantemente
- Le cellule cerebrali vogliono sempre imparare qualcosa di nuovo
- Le cellule cerebrali parlano tra loro
- Le cellule cerebrali dipendono dai sentimenti
- Le cellule cerebrali amano gli esercizi per la mente

È davvero difficilissimo immaginare la vera portata delle prestazioni offerte dal nostro cervello. Sorprende innanzitutto il solo pensiero che, ancora dopo anni e anni, siamo nelle condizioni di ricordare immagini, suoni o parole, formule matematiche e poesie, stipati negli angoli più remoti del nostro cervello.

Sebbene negli ultimi decenni siano stati scritti libri su libri riguardanti le nuove conoscenze sul cervello umano, soprattutto sulla sua capacità di elaborare percezioni sensoriali, idee ed esperienze, il ricordo è ancor oggi, come del resto molti altri elementi che hanno luogo nel nostro cervello, proprio come lo era in passato, un fenomeno misterioso. Nuovi studi fanno supporre che nel nostro corpo esista una particolare molecola, una sostanza che per così dire si organizza come guardiano protettore del cervello. Eric Handel, noto studioso viennese del cervello, è persino riuscito a indicare con esattezza questa sostanza. Nel 2000 lo scienziato è stato insignito del Nobel proprio per i suoi studi sui processi molecolari che sono alla base dell'apprendimento e del ricordo. Da allora sappiamo con esattezza come avviene la trasmissione delle informazioni all'interno del nostro cervello. Analizzare il processo nei particolari risulta incredibilmente complesso, ma il principio in sé si può facilmente illustrare con un esempio.

Indimenticabile Lucinda

Supponiamo che siate andati per la prima volta in un ippodromo ad assistere a una corsa di cavalli. Senza conoscere gli animali avete scommesso, insieme con alcuni vostri amici, sulla vittoria di Lucinda nella terza gara. La prima e la seconda gara sono già state corse, e avete potuto notare come, nella prima, ha vinto un bel cavallo nero con il numero 8, nella seconda uno bruno con il numero 5, eppure dopo pochi istanti ve ne siete già dimenticati: la notizia in sé non aveva proprio nulla di interessante, e così il vostro cervello ha etichettato l'informazione come «non importante», cancellandola dalla zona che funge da magazzino temporaneo. Basta, cancellata per sempre. Ma ora corre il vostro cavallo, e così l'attenzione con cui seguite l'evento è decisamente maggiore. E Lucinda vince, superando anche i rivali più forti.

Grande urlo, grande gioia: e l'immagine dell'animale durante gli ultimi metri di corsa, la confusione, la vostra sorpresa vengono tutti ripresi dal magazzino temporaneo e passati in una fase di memoria attiva, registrandoli per così dire su un notes da cui poi le sentinelle del cervello preposte al compito, dopo qualche ora o qualche giorno, potranno allontanarli o spostarli nella memoria a lungo termine. Infine, giunti alla cassa, scoprite che i 20 euro che avete puntato si sono tramutati in 400, e così la cosa diventa «indimenticabile», anche perché al puro immagazzinamento dei fatti si unisce anche il grande entusiasmo, l'emozione, che colpiscono maggiormente le cellule della memoria. Ancora anni dopo potrete così ricordare ai vostri nipoti come proprio voi, che non conoscevate affatto i cavalli, avete puntato su un outsider e avete vinto.

E dopo tanti anni ricorderete ancora il nome di Lucinda.

Il mio cervello di ieri non è uguale al mio cervello di domani

Cos'hanno in comune un bambino che va alle elementari, un pianista e voi che state leggendo questo libro?

Molto semplice: il vostro cervello si modifica in base a quello che state facendo. O, detto con maggiore precisione, il bambino, il musicista e voi stessi lo modificate, costantemente, come lo modifichiamo costantemente tutti noi.

Imparare significa modificare le cellule del cervello.

Chi va a scuola e impara a fare di conto, dovrà prima o poi, che lo voglia o no, apprendere che cinque per sette fa trentacinque, in particolare se l'ha sentito ripetere un centinaio di volte. In questo modo l'ha immagazzinato nelle cellule cerebrali. In altre parole, le cellule che sono disponibili per la comprensione della matematica si sono modificate attraverso la continua ripetizione dei numeri che avviene entro le loro molecole, in modo tale da conservare questa informazione. Una volta per tutte – dall'inizio alla fine della propria esistenza. E quando le modalità di calcolo diventano più complesse o l'apparato numerico è integrato da figure geometriche, il cervello si vede costretto a stabilire nuovi contatti tra le cellule, grazie al cui aiuto il bambino riesce a trovare la soluzione corretta. Questo fenomeno viene detto elasticità cerebrale, o meglio la capacità delle strutture cerebrali di modificarsi adattandosi. Al termine del periodo scolastico si è quindi formata una fitta rete di collegamenti nervosi simili, ovviamente non solo per la matematica, ma anche per le funzioni di leggere, scrivere, pensare. Anche ogni singola rete è collegata alle altre. Attraverso queste strutture sfrecciano informazioni, impressioni sensoriali e pensieri che raggiungono vari strati del cervello. E questo è solo l'inizio. Quando il bambino raggiunge poi l'università o apprende una professione, si aggiungono milioni di nuovi contatti.

All'interno dell'intrico delle cellule nervose

I pianisti, come tutti i musicisti, affinano l'attenzione e allenano l'udito, cioè la propria capacità di percepire tonalità, timbri e melodie. Contemporaneamente dominano il perfetto coordinamento tra lettura, interpretazione e ascolto delle note, da una parte, e movimento delle dita, dall'altra, tanto da poter eseguire rapidamente e impeccabilmente anche i passaggi più difficili sui tasti. Ma soprattutto esercitano la propria mente attraverso la costante ripetizione e l'esercizio dei vari pezzi, e quindi sono in grado di suonare a memoria un nuovo programma con decine di migliaia di combinazioni di note.

Esternamente, il loro cervello è esattamente uguale a quello di tutti noi, ma all'interno risulta del tutto modificato: nella parte dove viene percepita la musica, in un musicista risultano attivate e programmate molte più cellule rispetto a noi, così come i canali di trasmissione attraverso i quali gli impulsi elettrici sfrecciano dai centri della vista e dell'udito verso la corteccia motoria, e da cui si liberano i segnali per far muovere le mani, risultano completamente diversi. Inoltre, il cervello ha realizzato una fitta rete di collegamenti nervosi verso quei punti in cui si trova la memoria musicale.

E allo stesso modo funziona qualsiasi modalità di apprendimento. Indipendentemente che stiate studiando una lingua straniera, che siate un ingegnere che sta preparando il progetto per un nuovo motore, oppure una pattinatrice sul ghiaccio che ripete da tempo gli stessi esercizi, fino a quando li eseguirà in modo perfetto. O ancora se leggerete con così tanta attenzione questo libro, o qualsiasi altro, in modo da poter ricordare in seguito determinati contenuti e riproporli. Cosa che possiamo provare immediatamente.

Abbiamo pertanto stabilito due cose. Da un lato, quanto più siamo concentrati o quanto più forte è l'impressione sensoriale, tanto più sicuramente questa impressione verrà immagazzinata nella memoria a lungo termine, e quindi sarà richiamabile ogni volta che ne abbiamo bisogno. Inoltre, il nostro cervello si modifica, crea sempre nuove terminazioni nervose, quando noi pensiamo, impariamo o esercitiamo qualcosa di nuovo. Ma adesso viene la cosa più importante: quanti più contatti abbiamo stabilito tra le cellule cerebrali quando eravamo piccoli, e quanto più forti sono le reti di comunicazione delle cellule all'interno della nostra mente, tanto maggiori saranno le possibilità che il nostro cervello funzioni ancora senza problemi, quando con l'età perderemo una buona percentuale dei miliardi di cellule cerebrali che abbiamo o se ma-

Breve quiz mnemonico

Chiudete gli occhi per 10 secondi e cercate di ricordare tutto quanto avete letto sinora in questo capitolo.

Fatto? Allora raccontate.

- *Le corse all'ippodromo.*

Chiaro: mentre lo leggevate, avete automaticamente ricreato nella vostra mente delle immagini particolari. L'episodio della vincita elevata vi è piaciuto molto. E poi, che altro?

- $5 \times 7 = 35$

L'avete in testa dalla vostra infanzia. Che altro?

- *Com'era la storia della pattinatrice?*

I movimenti ripetuti in continuazione diventano automatici, perché la memoria li ha immagazzinati. È un po' come andare in bicicletta, dove alla fine non si deve nemmeno più pensare a quello che si fa. E poi? La storia del pianista è stata troppo complicata?

- *Mah, forse sì.*

lattie particolari danneggeranno alcune regioni o persino ne provocheranno la morte.

Peccato – starete pensando. Se lo avessi saputo per tempo, non sarei stato così pigro a scuola.

Consolatevi: anche in tarda età è comunque possibile costruire dal nulla questi canali di comunicazione. In realtà, rimanere attivi mentalmente significa solo mantenere i collegamenti presenti nell'intrico delle cellule nervose e ricreare al contempo il maggior numero possibile di nuovi contatti tra le cellule. Come ottenere questo scopo lo vedremo più avanti.

Come? Le cellule nervose parlano tra loro?

Negli ultimi anni, tra gli studiosi del cervello si era scatenata una vera e propria disputa: le prestazioni del cervello diminuiscono automaticamente con l'età o possono essere conservate intatte sino in tarda età?

La disputa è ormai conclusa. Ha quindi prevalso l'idea che, con la vecchiaia, il numero delle cellule cerebrali diminuisce un poco nella maggior parte degli uomini, ma tale perdita può essere compensata attraverso nuovi collegamenti tra le cellule rimaste. Per molti è stata un'idea veramente rivoluzionaria. L'idea che il cervello continua a svilupparsi non era solamente nuova, ma in un certo senso inaudita. Amnesia, mancanza di concentrazione e capacità di apprendimento non erano quindi più da considerare fenomeni imprescindibili dall'invecchiamento, bensì dovevano avere altre cause scatenanti, come una cattiva circolazione o altre patologie.

Di notte la nostra mente funziona in modo particolarmente intenso: inventa sogni e immagazzina sensazioni e pensieri.

Certamente una buona notizia, credo. Tuttavia la capacità cerebrale dell'anziano non è una cosa scontata, ma va conquistata.

Lo sapevate che le cellule del cervello continuano a chiacchie-

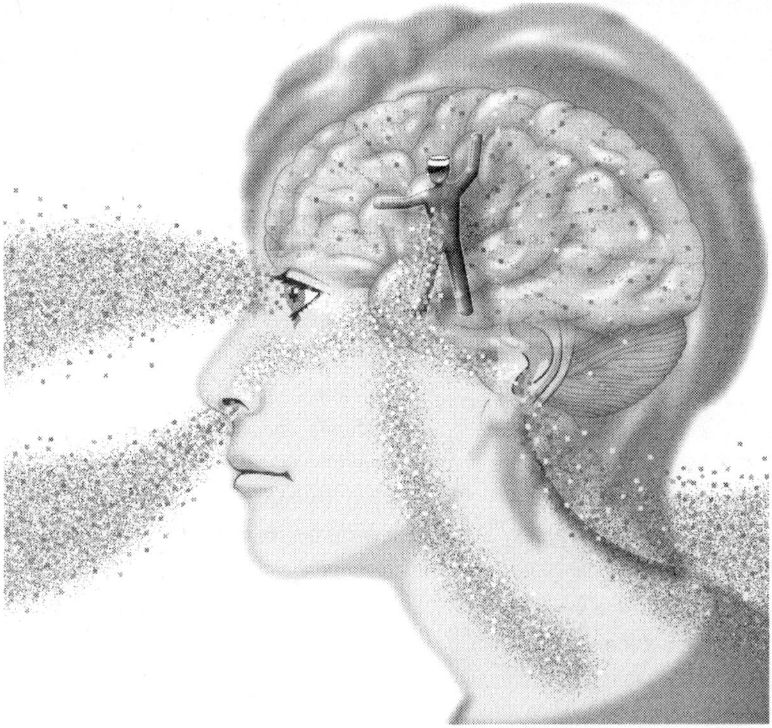

Il flusso delle percezioni sensoriali viene diviso nel cervello. Una molecola sentinella decide se conservare o cancellare immediatamente immagini, suoni o informazioni.

rare tra loro? Con un «chiacchiericcio leggero», come sostiene lo scienziato Lawrence Whalley.* Le loro conversazioni hanno luogo esclusivamente sulle sinapsi. Ma di cosa parlano? Se si stanno divertendo? Se sono arrabbiate quando qualcuno fuma e loro non ricevono più aria, subendo l'ipossia? Chi lo sa...

Invece si sa mediante quale linguaggio comunicano. Si tratta di una «chemiolingua»: domanda e risposta sono date dalla trasmis-

* Lawrence Whalley, *The Aging Brain*, Columbia University Press, New York, 2001.

Meglio di un computer

Il cervello umano è sicuramente la struttura più complessa che esista in natura. Pesa fino a 1,5 chilogrammi – negli uomini un po' di più che non nelle donne, ma questo non significa proprio nulla. Inoltre comprende circa 100 miliardi di cellule nervose, i neuroni, dei quali ognuno presenta all'incirca 10.000 collegamenti con altre cellule. Questi collegamenti sono possibili attraverso particolari punti di contatto, le sinapsi, dove a una velocità inimmaginabile avviene la trasmissione delle informazioni. E questo sebbene il processo non sia affatto facile: le informazioni infatti non vengono passate solo attraverso impulsi elettrici, ma anche tramite particolari sostanze messaggere, sostanze chimiche come la dopamina, che poi devono essere immediatamente eliminate affinché la cellula sia pronta per altre informazioni. (In questo modo si spiega per quale motivo particolari farmaci contro il morbo di Alzheimer si basano sul principio di rallentare la distruzione delle sostanze messaggere.)

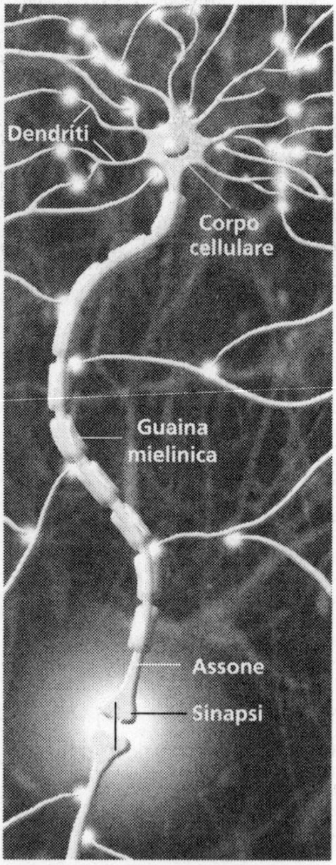

Tra le cellule nervose esistono collegamenti ben definiti e stabili. La maggior parte delle sinapsi, i punti di contatto dei nervi, si modificano tuttavia costantemente.

Una dimostrazione dell'intensità con cui questo organo lavora ventiquattr'ore al giorno è proprio il consumo di energia. Il 20% di tutta l'energia prodotta dal corpo viene utilizzata dal cervello, sebbene il suo peso corrisponda all'incirca al 2% della massa corporea.

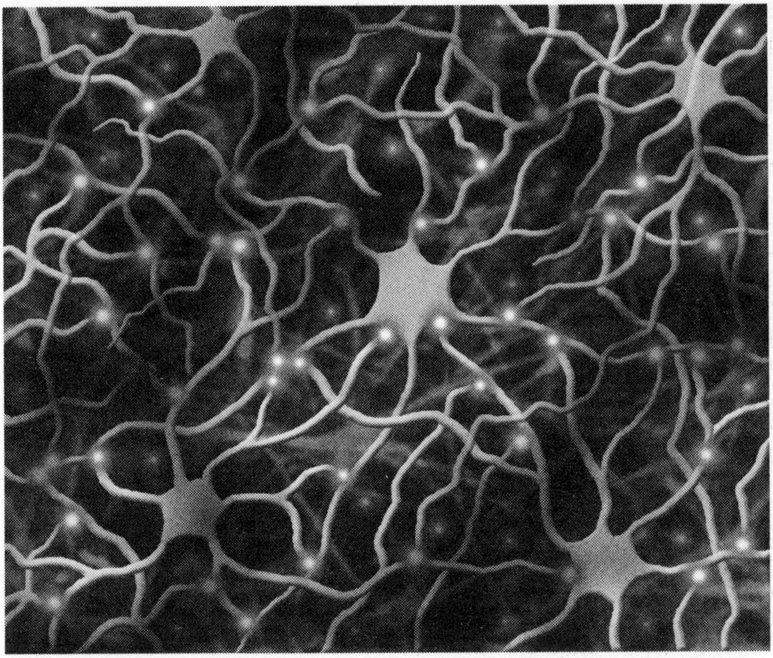

Pensieri e sensazioni sono resi possibili da una fittissima rete di collegamenti nervosi.

sione di molecole. Le informazioni che vengono in questo modo trasferite devono essere tradotte, quando raggiungono soprattutto la nostra coscienza, nella lingua che abbiamo appreso da bambini o in cui noi adesso pensiamo.

Ma di cosa parlano le cellule del cervello tra loro?

Il cervello come creatore di se stesso

Quando veniamo al mondo abbiamo già a nostra disposizione tutte le cellule nervose, o neuroni, ma soltanto una parte delle funzioni che verranno successivamente sviluppate è già prefissata dai programmi genetici, mentre invece la maggior parte devono ancora essere « apprese ». La nostra capacità di vedere è tra queste.

Nei primi momenti di vita, infatti, i neonati riescono a percepire solamente il chiaro, lo scuro e alcuni contorni. Affinché dalla vista si sviluppi una conoscenza i nervi che collegano gli occhi al cervello devono stringere legami con quello che diverrà il centro visivo, nell'occipite. Qui vengono poi selezionati, immagazzinati e quindi denominati i vari impulsi in arrivo: albero, mamma, papà, cane, giallo o rosso e così via. Se questo processo non venisse concluso in un determinato spazio temporale, il bambino non sarebbe in grado di riconoscere nulla, sebbene l'occhio stesso, e la funzione visiva primaria, siano perfettamente sani. Le cellule nervose non sono riuscite a comunicare tra di loro e a organizzare l'archivio «mondo visivo». (Per tale motivo è fondamentale iniziare subito un trattamento tempestivo del bambino molto strabico, in modo che impari a vedere anche con l'occhio divergente.)

Proprio come avviene con la vista e il successivo riconoscimento degli elementi, nel corso del tempo si passano poi a sviluppare molte altre funzioni: riconoscere suoni, correre, scrivere, leggere... e sempre alla base di ogni conoscenza e degli eventuali collegamenti sono i neuroni, le cellule nervose panciute che riescono a creare con le proprie ramificazioni contatti con altre cellule e realizzare quella meraviglia eccezionalmente complessa che si chiama cervello. E non dico appositamente cervello «finito», dato che questo organo non è mai finito, ma è sempre un processo in divenire. Nemmeno quando si è ormai vecchi, anzi: proprio in questa fase è di estrema importanza che si continuino a costruire nuovi legami e a immagazzinare nuove conoscenze.

Quando il cervello invecchia

Immaginiamo due donne, la signora Maria e la signora Anna, che stanno chiacchierando appoggiate alle staccionate dei rispettivi giardini. Entrambe sono d'accordo nell'osservare che la stagione è stata troppo arida e i giardini necessitano urgentemente di acqua.

«Soprattutto le rose, e poi..., ma sì, quelle belle piante fiorite... Sa...» La signora Anna cerca di aiutarla: «I rododendri, forse?» «No», risponde la signora Maria. «Quelle piante che fanno quei fiori bianchi, rosa o azzurri, quei cespugli...»

Lo sviluppo del cervello è un processo in continuo divenire.

«Le ortensie.» «Sì, certo, le ortensie. Che stupida. Non me lo ricordavo più...»

Più tardi, la signora Maria inizia a preoccuparsi. Effettivamente le è già capitata una cosa analoga in un paio di occasioni. Le è infatti accaduto che una parola del tutto normale, che non si usa poi così raramente ma è abbastanza frequente, non le sia più venuta in mente, nemmeno sforzandosi. E di recente ha dovuto tornare due volte in cantina, perché la prima volta si era dimenticata il motivo per cui c'era andata. Si tratta forse dell'inizio di qualcosa di grave e terribile? Forse dell'Alzheimer?

In realtà, il fatto di avere «una parola sulla punta della lingua», ma di non riuscire a ricordarsela, è un fenomeno abbastanza comune negli anziani. E in genere non significa nulla oltre quello che è in effetti, semplicemente che l'accesso al vocabolario memorizzato viene talvolta rallentato e occasionalmente negato. E comunque è una cosa che accade anche ai più giovani.

Certamente un anziano deve dedicare maggiore concentrazione e fare più fatica se vuole conservare consapevolmente una nuova informazione o apprendere qualche nuova nozione e immagazzinarla. D'altro canto, nel corso della propria esistenza il vocabolario risulta notevolmente ampliato, tanto che gli anziani possono contare su un archivio ben maggiore di parole ed espressioni rispetto ai giovani. È un aspetto facilmente intuibile osservando un quiz alla televisione, dove valgono le conoscenze di fatti e nozioni e quindi i giovani hanno in genere minori possibilità, a meno che le domande non riguardino musica, pop o sport.

Un tempo ero così – e ora?

Non voglio far apparire tutto rose e fiori: in realtà, proprio come nell'aspetto esterno e nelle funzioni corporee si riscontrano facilmente prove tangibili dell'invecchiamento, anche nelle funzioni del cervello si verificano dei cambiamenti. Non è affatto una cosa negativa di cui preoccuparsi, ma si dovrebbe comunque fare il possibile per ovviare al problema in tempo.

- **Il ritmo diminuisce**

Il mutamento più evidente nell'attività cerebrale è il rallentamento dei processi mentali. Lo si può calcolare anche quando si registra il tempo in cui le cellule reagiscono a stimoli particolari, per esempio ai suoni. I neurologi chiamano questa funzione «potenziale evocato». Certamente i ritardi si verificano perché la trasmissione degli impulsi attraverso i nervi avviene più lentamente e perché tra le cellule si formano meno sostanze messaggere nei punti di contatto. Il che spiega anche il motivo per cui il processo di apprendimento richiede ora più tempo o perché gli automobilisti più anziani non riescono talvolta a reagire con prontezza in una situazione critica.

La minore produzione di sostanze messaggere è anche uno dei motivi fondamentali alla base dei casi di depressione tra gli anziani. E ovviamente esistono anche persone, soprattutto quelle che non sono più in grado di vedere o udire bene, che si stancano molto ad avere contatti con l'ambiente circostante. Queste hanno difficoltà soprattutto a seguire i discorsi, e inoltre riscontrano un rallentamento nel ritmo della lettura, proprio perché la loro capacità di attenzione risulta rallentata. Tuttavia, e lo ripeto ancora una volta, questo non vale come regola generale, e sarebbe utile che tutti sapessero come, con interventi adeguati, simili problemi possono essere eliminati o per lo meno in parte ovviati (vedi anche il Capitolo 11: «Contro depressione e solitudine», da p. 247).

• L'attenzione diminuisce

Forse non molto, ma per lo meno a sufficienza perché diventi qualche volta difficile percepire contemporaneamente due o tre cose. Chi tuttavia ha sempre reagito con grande prontezza al suo ambiente circostante sentirà questi deficit in misura molto minore. Chi per contro da molto tempo risulta «chiuso» in se stesso e con la tendenza a isolarsi potrebbe avere qualche problema. Soprattutto alle persone meno attente risulta molto più difficile ricordare le cose – lo sappiamo tutti dai tempi della scuola. Ma anche la concentrazione si può esercitare (vedi p. 71 ss.).

• Il processo mnemonico diventa più difficile

La molecola che conduce le informazioni dal magazzino temporaneo a quello a lungo termine, che per così dire apre uno sportello e conseguentemente dà accesso alla biblioteca dei ricordi, diventa sempre più pigra. Secondo l'opinione di Eric Kandel, gli esperti sono impegnati per trovare farmaci che possano eliminare questa forma di pigrizia, ma il problema in realtà è riuscire a non aprire del tutto la porta della memoria, in modo da non far passare tutte le informazioni che quotidianamente raccolgono i nostri organi sensoriali, anche gli impulsi meno importanti, che quindi stipano eccessivamente il magazzino dei ricordi.

• Il numero di neuroni diminuisce

La morte delle cellule nervose, che comunque riguarda un numero relativamente esiguo di cellule, può essere combattuta creando nuovi collegamenti. Questi sono poi in grado, perlomeno in buona parte, di svolgere il medesimo compito dei neuroni ormai scomparsi.

• E la nostra intelligenza?

La scienza è nel frattempo giunta alla conclusione che disponiamo di una duplice intelligenza. Una riguarda la conoscenza, la capacità di risolvere problemi e le capacità linguistiche che abbiamo acquisito attraverso le nostre esperienze. Viene definita come *intelligenza cristallina*, come se miliardi di gocce di conoscenza e sapere si fossero cristallizzate nel tempo in un tutto luminescente. Questa forma di intelligenza rimane con noi per tutta la vita.

Lo sapevate di possedere «cristalli di conoscenza»?

L'altra variante viene definita *intelligenza fluida*, e comprende alcune caratteristische, come la vivacità spirituale e la capacità di adattarsi in modo creativo a nuove esperienze e circostanze di vita. L'intelligenza fluida viene minacciata dall'invecchiamento, e con questa se ne vanno anche la leggerezza dell'essere e la voglia di aprirsi al nuovo. Non vi sono dubbi: gli individui anziani non si allontanano volentieri dal proprio ambiente abituale e conosciuto, e riescono difficilmente a trovarsi pronti quando devono affrontare nuove circostanze (vedi anche Capitolo 11: «Contro depressione e solitudine», p. 247 ss.).

Ma quanto sono ancora intelligente?

A questo punto dovrebbe effettivamente esserci un test impegnativo, in grado di farvi capire, dopo averlo sostenuto, se la vostra mente funziona esattamente come prima e se avete ancora tutti i tasselli al posto giusto. Ma un test simile non esiste proprio, o per lo meno non ne esistono di effettivamente seri e affidabili, proprio perché il cervello di ognuno di noi è caratterizzato in modo così diverso da quello di un altro. Ovviamente sono sempre esistiti gruppi di domande incredibilmente complesse e prove di memoria – i cosiddetti test neuropsicologici –, con cui i medici possono stabilire se e in che misura in un paziente sussistono disturbi del pensiero o della memoria. Ma la valutazione dei risultati è già di per sé una vera e propria scienza. Proviamo comunque a eseguire un test-gioco di domande e risposte.

Breve quiz della memoria

Siete in grado di stabilire se le cellule cerebrali si sono mantenute in buona salute anche in tarda età?

- *Certo che sì.*

Cosa significa pensare? Come funziona in concreto la mente?

- *Quando queste cellule devono imparare qualcosa di nuovo, parlano tra loro e creano nuovi collegamenti aggiuntivi.*

Qualche milione nell'arco di mezz'ora.

- *Cosa? Così tanti?*

Sì. Il che significherebbe che il vostro cervello continua a modificarsi. È così?

- *Ovviamente è così. Mi è piaciuto molto leggerlo.*

Cosa le è piaciuto ancora?

- *La storia dei cristalli. Mi sono immaginato che tutte le cose che so brillano come diamanti dentro la mia testa. E che dovrei fare attenzione a mantenere la mente e lo spirito pronti e vivaci. Tutto ciò ha a che fare con l'intelligenza « fluida ». Giusto?*

Sì, perfetto.

- *Avrei ancora una domanda. Perché si dice che i bambini che fanno musica, che quindi suonano uno strumento o cantano in un coro, sanno leggere e pensare meglio?*

Ciò ha a che fare con l'evoluzione di tutti i milioni di collegamenti nervosi che non sono ancora presenti alla nascita e vengono poi sviluppati durante l'infanzia e l'adolescenza. Su questi nuovi cammini musicali possono così vagare liberamente anche le idee. E, inoltre, ascoltare musica e apprezzarla rimane spesso la possibilità di comunicazione ultima e più importante tra gli individui colpiti dal morbo di Alzheimer.

Attenzione! Adesso inizia a soffrire anche il cervello!

Una serie di malattie è in grado di danneggiare le cellule o ridurne precocemente le capacità e le prestazioni, e spesso in modo permanente. Vale quindi la pena ostacolare l'insorgere di queste malattie, o per lo meno trattarle tempestivamente e in modo adeguato.

Per un'ampia panoramica di diagnosi e terapie consultate il Capitolo 10: «L'età non è una malattia», p. 219 ss.

Ecco le cause principali alla base dei disturbi della memoria e di altre prestazioni del cervello:

- **Carente approvvigionamento di sangue al cervello** significa mancanza di ossigeno e sostanze nutrienti. Quanto più le cellule, estremamente sensibili, vengono accudite e nutrite, maggiori saranno le prestazioni. Cercate quindi di fare tutto il possibile per evitare l'arteriosclerosi: molto movimento, alimentazione ricca di vitamine e povera di colesterolo, niente fumo, e quindi nicotina, pressione sanguigna normale. Nel caso di soggetti affetti da diabete, lo zucchero nel sangue dovrebbe sempre essere tenuto sotto controllo.
- **La ghiandola tiroide** deve essere controllata per prima in tutti i casi di disturbi neurologici e mutamenti delle prestazioni cerebrali. Spesso, anche nelle persone anziane, si tratta solo di una carenza funzionale, che può essere trattata in modo semplice ed efficace.
- **Le depressioni** sono spesso accompagnate da una carenza di sostanze messaggere nel cervello. È importante trattare la malattia perché altrimenti porterebbe a una notevole diminuzione delle prestazioni del cervello. Chi ne è stato colpito la descrive dicendo di avere avuto la sensazione che tutta la testa fosse caduta in un letargo profondo, triste e sconsolato. Dato che sappiamo come i collegamenti nervosi non attivi tendono ad

appassire e morire, si dovrebbe fare di tutto per migliorare gli stati depressivi.

- **Le ferite e le lesioni esterne alla testa** possono provocare un invecchiamento prematuro del cervello. Se possibile, sarebbe quindi meglio evitare di praticare uno sport dove sussiste un elevato pericolo di cadere o ferirsi. A ogni colpo ricevuto dal cervello muoiono milioni di cellule, e il rischio di contrarre l'Alzheimer o il Parkinson raddoppia. A dimostrazione di quanto detto, si sono riscontrate nel cervello di pugili delle placche a forma di massa, segno inequivocabile che in quel punto sono morte delle cellule. Tutte le lesioni che può subire il cervello, anche quelle meno gravi, devono essere sempre curate con riposo assoluto e grande cautela.
- **Sonniferi.** Con l'eccezione di alcune sostanze relativamente poco dannose, come valeriana e luppolo, tutti i sonniferi hanno effetti collaterali sulle funzioni cerebrali, anche se sono «solo» la soglia di attenzione e le capacità percettive a subire l'effetto, spesso troppo prolungato, dei farmaci. Sostanzialmente ciò implica che pure durante la giornata, talvolta fino a un massimo di 24 ore, velocità di reazione e prestazioni della memoria risultano fortemente ridotte. Proprio nelle persone anziane, il cui metabolismo e quindi anche l'eliminazione del farmaco risultano rallentati, un'assunzione regolare può provocare un'overdose. In tal caso possono verificarsi disturbi dell'equilibrio, con possibili cadute, incidenti automobilistici, stordimento e incapacità di pensare in modo coerente. Infine, tutti sanno che i sonniferi provocano assuefazione.
- **Bere alcol** in grandi quantità può dare conseguenze simili. Nel caso di una forte sbornia si può verificare l'annientamento di cellule cerebrali. Fortunatamente ne possediamo molti miliardi, perché altrimenti le capacità intellettuali del mondo occidentale risulterebbero di gran lunga compromesse.

Programmi per le cellule grigie

Uno dei principali studiosi tedeschi del funzionamento del cervello umano mi ha rivelato di avere iniziato da un po' di tempo a imparare le poesie a memoria. Non solo come eccezionale esercizio mnemonico, ma anche per un arricchimento personale della propria esistenza. La diversa forma di linguaggio, le idee e le immagini che suscitano sono ritenute da lui fondamentali. E così dopo Petrarca, Goethe e Hölderlin, è passato a Orazio, il grande poeta latino, di cui ha imparato le odi prima nella traduzione corrente, poi nell'originale latino. All'inizio molto faticosamente, quindi con grande divertimento.

Certo, nessuno vuole che si arrivi a tanto. Ma forse vi può comunque servire da stimolo e ispirazione leggere queste tre strofe di una poesia di Brecht che tratta del ricordo.

Da imparare a memoria? Ovviamente, a patto che vi piaccia.

Ricordo di Marie A.
1
Un dì nella luna azzurra di settembre
quieto all'ombra d'un giovane susino
tenevo il quieto e pallido amore mio
fra le mie braccia come un dolce sogno.
E su di noi nel bel cielo d'estate
c'era, e a lungo la guardai, una nuvola.
Era assai bianca e alta da non credere
e quando la cercai non c'era più.
2
Dopo quel giorno molte e molte lune
con tante acque sono corse via.
Sono i susini già tutti recisi,
e dell'amore, mi chiedi, che fu?
E ti rispondo: non me ne ricordo.

Eppure, credi, so che cosa intendi:
ma quel suo viso, io, non lo so più.
Questo soltanto so: che la baciai.
3
E anche il bacio, l'avrei dimenticato
non fosse per la nuvola che andava.
Quella so ancora e sempre la saprò:
era assai bianca e mi veniva incontro.
Sono forse i susini ancora in fiore,
forse il settimo figlio già quella donna avrà.
Ma pochi istanti fiorì quella nuvola
*e quando la cercai era già nel vento.**

E ora, cellule cerebrali, si parte!

Dei seguenti consigli che propongo per contrastare eventuali lacune nella memoria e un precoce invecchiamento del cervello dovreste sperimentare solo quelli che riguardano le vostre carenze personali. Per esempio, gli espedienti per imparare meglio le fattezze di un volto o un nome. Sarebbe poi straordinario se voi stessi riusciste a inventare qualche metodo per stimolare fattivamente le vostre cellule grigie. In questo senso, la lettura del programma stesso di esercizi è il primo esercizio utile.

Per iniziare, eccone uno apparentemente facile.

Ripetere concetti tra loro non collegati

Si tratta di dieci parole senza alcun legame tra loro. Avete un solo minuto di tempo – veramente solo un minuto – per impararle a memoria. Poi copritele e continuate a leggere il capitolo; quando arrivate alla fine, cercate di ricordare il maggior numero di concetti

* Libera traduzione da Bertolt Brecht, *Werke. Grosse kommentierte Berliner und Frankfurter Ausgabe*, vol. 11, Suhrkampf Verlag, Francoforte, 1988.

possibile. Non riuscirete a rammentarli tutti, ma non importa. Quelli invece memorizzati vi rimarranno in mente anche il giorno successivo, perché per apprenderli vi siete concentrati molto.

Ancora un consiglio, prima che andiate avanti: potete cercare di imparare queste parole esattamente così, come vi vengono proposte. Ma potete anche inventare spontaneamente una breve storia che le colleghi tra di loro. E così, per esempio, unire tra loro i concetti di rosa – cappello – bicicletta: una donna in bicicletta porta un cappello ornato da una rosa. Ma ricordate che la cosa non è sempre così facile. E ora, preparatevi, controllate il tempo... e via, si parte.

Tavola – Banchiere – Spaghetti – Ombrello – Braccio
Rettile – Aragosta – Orchestra – Fronte – Pietanza

Fissare le idee fugaci

Spesso nella vita di tutti i giorni si riscontrano i primi segni che la memoria non funziona più in modo così affidabile. Tutti noi pensiamo continuamente, ininterrottamente, ma arrivati a un certo punto non si riesce più a fissare la maggior parte di queste idee che « frullano nella mente ». In passato invece potevate immagazzinare almeno le più importanti tra tutte le idee che vi attraversavano la mente in pochi secondi. Per esempio, state cucinando, e forse nel frattempo ascoltate le previsioni del tempo. Risultato: venite distratti. Al contempo vi viene in mente di dover chiamare il tecnico per far aggiustare la lavastoviglie. In passato avreste semplicemente finito di preparare le patate, asciugato le mani e quindi avreste raggiunto il telefono. Oggi invece continuate a pelare le patate, ma poi, chissà come, non vi ricordate più nulla. Il tecnico è uscito dai vostri pensieri, ha abbandonato i vostri neuroni. Solo molto tempo dopo, quando svuotate la macchina, vi viene in mente che non avete chiamato il tecnico, ma ormai ha già finito di lavorare.

Agite subito, finché potete tenere a mente quell'idea.

Le idee fugaci, quelle che fluttuano dal nulla, hanno anche la tendenza ad andare a finire nel nulla. Eccovi un paio di possibilità per fissarle nella mente e ricordarle.

Abituatevi a eseguire immediatamente questo genere di comando, senza alcuna esitazione. È una tecnica molto semplice, che tuttavia deve essere seguita con costanza.

L'altra possibilità è quella di scrivere. Allo scopo dovreste sempre avere con voi un piccolo blocchetto. Ne esistono in commercio di molto graziosi, anche da tasca e con le pagine intercambiabili, e alcuni modelli possono pure essere appesi al collo tramite una catenella. Di tanto in tanto controllate quanto avete scritto, cancellando tutto quello che avete già eseguito.

Esiste anche una terza soluzione. Si scrive quanto serve effettivamente solo nel pensiero, letteralmente, usando delle parole chiave. Queste «iscrizioni» vengono studiate più volte al giorno. Non appena si ha tempo, si cerca di finire tutto il blocco virtuale. È questa la soluzione più elegante, che tra l'altro si è rivelata anche molto affidabile e un ottimo esercizio mnemonico. Elemento importante è la visualizzazione, cioè immaginare davanti agli occhi della mente l'elenco di parole chiave che state via via creando.

Concentratevi!

«La vera arte del ricordo è l'arte del sapere osservare con attenzione», scrisse il filosofo inglese Samuel Johnson nel XVIII secolo. Ed è proprio così. Indipendentemente da quello che volete ricordare, tutto dipende in primo luogo dall'attenzione con cui osservate qualcosa, e dalla concentrazione che dedicate a questo compito. Tanto più intensamente lo fate, tanto più facilmente le sentinelle del pensiero riescono a trasmettere impressioni sensoriali e idee nel magazzino della memoria a lungo termine.

Allontanate tutte le fonti di rumore dal vostro ambiente!

Qui risiede in effetti uno dei motivi principali per le carenze nella memoria: viviamo per lo più in un ambiente che non permette quasi più di concentrarsi sul presente. Stiamo con la radio o la televisione sempre accese, percepiamo una continua tensione, lo stress della vita moderna. I rumori del traffico ci assillano, anche di notte, quando dormiamo, disturbando perciò anche i neuroni che stanno svolgendo il loro compito di riordinamento notturno nel nostro cervello. Rimuovete tutte le fonti di disturbo nelle più immediate vicinanze, calcolate i tempi con un buon margine.

(Inoltre, i bambini che stanno raramente, o non ci stanno affatto, dinanzi alla televisione o allo schermo del computer alle prese con un videogioco sviluppano legami migliori e più stabili tra le cellule cerebrali.)

Ricordare nomi e volti

Per molti è un vero incubo. «Accidenti, signora K., ma non vi ricordate di me? Sono la persona con cui, alla festa di due giorni fa, avete parlato dei nostri amici comuni negli Stati Uniti...» «Ah, sì, naturalmente. Mi scusi. L'avevo collegata a una situazione del tutto diversa...»

Ma quale, veramente? Certamente non l'avevate posta nel settore della memoria che è sempre disponibile per riconoscere e riordinare, abbinandoli, nomi e volti. La difficoltà che alcuni hanno è effettivamente fatale, soprattutto quando si ha a che fare con altre persone importanti o nuovi partner di lavoro. Per questo motivo manager e politici si rivolgono a persone specializzate con cui riescono a evitare questi problemi.

Fate attenzione! Non avete a disposizione un cerimoniere che vi scandisce ad alta voce il nome di tutte le persone che incontrate. Quando conoscete qualcuno per la prima volta, osservate con attenzione, e cercate di memorizzare, età, colore dei capelli, forma del volto, naso, bocca e modo di parlare.

Collegate questa persona a una funzione o una caratteristica particolare che gli si adatti, o legate il suo nome a un'immagine particolare (magari traendo spunto dal suo cognome stesso e dalle sue possibili assonanze).

Alcuni di questi collegamenti sono tra l'altro molto divertenti, e quindi facilmente memorizzabili. È utile anche creare un breve elenco in cui segnare appena possibile nome e caratteristiche particolari di tutte le nuove conoscenze.

Pensate ancora brevemente ai dieci elementi che volevate memorizzare.

Scrivete un diario

Uno dei metodi più semplici e utili per ricordare persone e avvenimenti. Già la stessa azione di scrivere – bastano poche parole chiave – vi serve per focalizzare ancora una volta gli avvenimenti, e ogni volta che sfogliate le pagine il ricordo diventa più profondo.

Imparate tutti i giorni qualcosa di nuovo

In questo modo stimolerete il vostro cervello a formare una grande quantità di nuovi collegamenti tra le cellule nervose. Al contempo si attivano i contatti preesistenti. Non importa se si tratti di un corso di lingue organizzato dal comune, di qualche lezione per imparare l'arte giapponese dell'ikebana, o ancora se apprendete a usare il computer o a navigare su Internet – va bene tutto ciò che vi mantiene attivi.

Sì, certo, anche le parole incrociate rappresentano un certo esercizio, ma forse sarebbe ancor meglio prendere un buon dizionario di italiano e leggere una pagina al giorno, scrivendo e imparando tutti quei concetti che non conoscete.

Fate calcoli mentali

Indipendentemente da dove vi trovate – se sul treno, in metropolitana, nella vasca da bagno o in cucina – cercate di fare brevi operazioni matematiche. Si inizia con addizioni doppie o triple o con moltiplicazioni, per esempio 320 + 178 + 455, oppure 23 × 41. Quando riuscirete a risolverle facilmente, potrete aumentare la difficoltà dei calcoli, inserendo anche sottrazioni e divisioni. Il modo usato per fare il calcolo è indifferente: molti preferiscono immaginare dinanzi a sé l'operazione scritta. Ma sostanzialmente la cosa fondamentale non è il calcolo in sé, bensì la concentrazione.

Quando ne avete voglia, fate jogging mentale

Queste tecniche particolari vengono dette *neurobics*, o aerobica mentale. Si tratta di esercizi complessi e sofisticati, nei quali si cerca di analizzare figure geometriche, si completano file di numeri cogliendo l'ordine seguito, si formano parole da una serie di lettere. Sono molto apprezzati anche i processi mentali, grazie ai quali si riescono a indicare serie di numeri, che sono poi collegati di volta in volta a un oggetto; gli oggetti sono poi uniti tra loro per formare una storia. I veri geni della memoria utilizzano tutti questi supporti ottici e associativi.

Chi ama questo genere di processi di apprendimento acrobatici, trova in commercio una vasta serie di libri dedicata all'argomento. Ma è anche divertente cercare di costruirsi da sé una sorta di puntello mnemonico. Da bambini abbiamo appreso senza problemi la differenza tra stalattiti e stalagmiti in una grotta: le stalagmiti crescono dal terreno della grotta, le stalattiti dal suo soffitto.

Quando mangiate pensate anche al cervello

Purtroppo non esiste un'alimentazione specifica a sostegno della nostra memoria, un cosiddetto *brain food*, o cibo per la mente. Ma è altresì vero che tutte le forme di alimentazione sana fanno bene alla nostra testa. In ogni caso, la scienza ha anche scoperto che per l'insorgenza del morbo di Alzheimer un ruolo importante pare sia rivestito da valori di colesterolo elevati e anche dai processi ossidativi che vengono liberati attraverso i cosiddetti radicali liberi. Ricordate comunque che anche, e soprattutto, per il cervello vale la regola di non basarsi su un'alimentazione non naturale, sovraccarica di prodotti chimici. Si dovrebbero invece consumare molta frutta e verdura e pochi grassi animali. È inoltre preferibile non effettuare pasti abbondanti, che rendono stanchi e pigri mentalmente.

E ora, è arrivato il momento di tornare al nostro primo memo-test: quante parole riuscite ancora a ricordare, tra quelle che avete imparato qualche pagina fa?

Fate un tentativo. Solo cinque o sei? Non importa. La prossima volta andrà meglio.

Che il nostro cervello rimane aperto e in grado di apprendere, purché sia continuamente allenato, lo si sapeva già agli inizi del XIX secolo, quando lo scrittore inglese Thomas de Quincey affermava: « È noto a tutti che la memoria viene rafforzata attraverso il carico che le si offre, e quando ci si fida di lei, allora diviene affidabile ».

In questo senso: divertitevi molto allenando la mente.

Capitolo 4

MEDICINA MASCHILE – MEDICINA FEMMINILE: GLI ANNI DEL CAMBIAMENTO E COME AFFRONTARLI

- La moda anti-aging nasconde dei pericoli
- Cosa fare, quando «lui» è stanco?
- Gli estrogeni – la fine di un'illusione?
- Avere cinquant'anni non significa essere vecchi

Soltanto negli ultimi anni la medicina è giunta alla conclusione che uomini e donne, oltre alla «lieve differenza» visibile agli occhi di tutti, differiscono anche sotto altri punti di vista: nelle funzioni del corpo, nelle forme patologiche, nelle possibilità di trattamento. Alla base di queste nuove conoscenze sono soprattutto medici e scienziati di sesso femminile, che al grido di «noi abbiamo un altro ritmo biologico» hanno favorito la fine di una tipologia di ricerca sino a quel momento incentrata solo sugli uomini.

Quanto si scoprì allora – e si tratta solo dell'inizio – ha sorpreso anche i medici di sesso maschile. Le malattie cardiache nelle pazienti femminili vengono in genere sottovalutate, gli infarti spesso non sono nemmeno riscontrati, e, se lo sono, sono trattati in modo più vago e incompleto. E per quanto riguarda i dolori, se sono denunciati dalle donne, vengono spesso visti come segno di debolezza femminile e quindi curati con farmaci generici, condendo il tutto con la frase «non esageriamo», mentre nel caso degli uomini le cause vengono indagate con maggiore attenzione. E così via.

Ora, invece, pare sia ormai giunto il momento della medicina specifica per i due sessi, e non solamente nel caso di problemi legati alla sfera sessuale e genitale. Se sarà effettivamente una rivoluzione, come alcuni sostengono, e se noi medici dovremo modificare molte delle nostre conoscenze, lo dimostreranno gli anni a venire.

Novità dalla scienza

In base al quadro ormonale, le donne possono reagire a un dato farmaco in modo diverso da un giorno all'altro. Una tendenza che vale in particolare per chi assume la pillola anticoncezionale. • La quantità di alcol che viene assorbita senza problemi dal fegato è nelle donne inferiore di un terzo che negli uomini, proprio per via delle condizioni ormonali. • I tranquillanti come le benzodiazepine rimangono più a lungo nel corpo femminile, e quindi devono essere somministrati a dosaggi inferiori. • Il pericolo di contrarre un tumore al polmone è più elevato nelle fumatrici che non nei fumatori. • Gli uomini prima del sessantesimo anno di età vengono colpiti da infarto più frequentemente rispetto alle donne, le quali poi recuperano il divario. • I sintomi che negli uomini annunciano un infarto imminente – dolore al petto con irraggiamento al braccio sinistro, nausea, sudorazioni fredde – possono essere assenti nella donna in una situazione analoga, oppure manifestarsi con sintomi atipici, come dolori allo stomaco o alla schiena.

Gli ormoni caratterizzano la nostra vita

Le nuove conoscenze non modificano ovviamente il dato di fatto che uomini e donne si distinguono soprattutto attraverso gli ormoni sessuali, la sessualità e il ruolo che rivestono nella riproduzione.

Proprio gli ormoni sessuali hanno un ruolo di prim'ordine. Vengono prodotti dalle rispettive ghiandole genitali, nelle donne soprattutto dalle ovaie (e in misura minore anche nella ghiandola surrenale e nel tessuto adiposo) e negli uomini in particolare dai testicoli. Un sistema molto preciso fa sì che nel sangue giunga sempre la giusta quantità di ormoni. Esiste quindi una centrale che controlla il quadro ormonale, stimolandone o, viceversa, inibendone la produzione: si tratta della ghiandola ipofisaria, o ipofisi, o ancora ghiandola pituitaria, situata nel cervello. A questa si affianca un altro centro di controllo, l'ipotalamo, che si trova nel

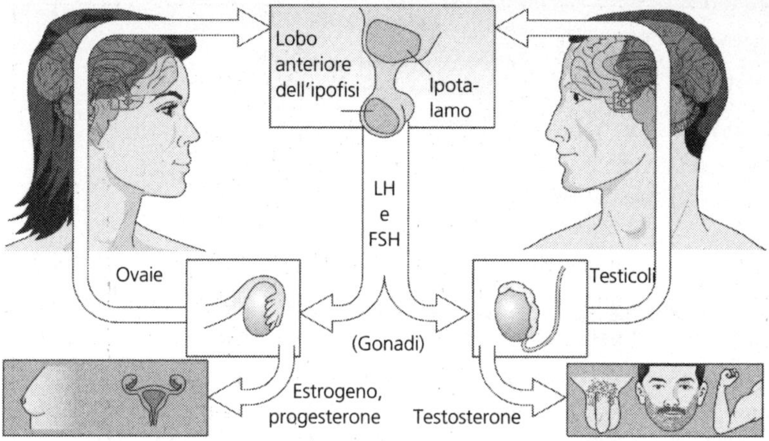

Gli ormoni del cervello comandano ovaie e testicoli, che producono gli ormoni sessuali e rimandano informazioni al cervello.

diencefalo. Alla comunicazione tra questi organi sono preposte delle sostanze messaggere, grazie alle quali si ha un perfetto coordinamento di tutti gli ormoni più importanti. I medici possono misurare queste sostanze messaggere, in modo da ottenere informazioni precise sul funzionamento dei sistemi all'interno del corpo umano.

A lungo si è creduto che solo le donne entrassero in menopausa al termine del loro periodo di fertilità, mentre gli uomini oltre i cinquant'anni non erano soggetti a limitazioni o cambiamenti del regime ormonale, della produzione di sperma e della libido. Questa supposizione è stata ora totalmente contraddetta dalla ricerca medica. Mentre la scienza sta ancora discutendo animatamente per acquisire le nuove conoscenze, il tema si è dimostrato un vero successo di pubblico. Schiere intere di medici più o meno seri, di guru e ciarlatani, l'industria farmaceutica e soprattutto i media hanno scoperto il climaterio maschile e cercano, ognuno a suo modo, di trarne profitto.

Ma quanto ci guadagnano effettivamente gli interessati? Cosa c'è di vero in tutte le promesse anti-aging, che ormai vengono fatte non solo alle donne, ma anche agli uomini?

Per quanto riguarda il tema della terapia contro la vecchiaia, eccezionalmente, lasciamo agli uomini la precedenza.

(Per le donne, si veda a partire da p. 89.)

Le debolezze del sesso forte

Nessun dubbio: il corpo dell'uomo è minacciato dalle malattie, da lesioni e debolezze esattamente come quello femminile. Per non parlare poi dell'anima. Tuttavia, agli uomini risulta in genere più difficile fare qualcosa per la propria salute. Andare dal medico? – *E per quale motivo?* Visite preventive? – *Non c'è tempo!* Più movimento, mangiare in modo sano e naturale? *Ma lasciami in pace!* Chi ogni giorno ha a che fare con una concorrenza sempre più aggressiva non può in effetti assolutamente occuparsi di banalità come la pressione sanguigna o i valori di colesterolo.

Aiuto! – Come fare per rimanere uomo?

Eppure dovrebbe.

Nell'elenco dei rischi per la salute maschile, i problemi cardiocircolatori occupano il primo posto. Fumo, sovrappeso, mancanza di movimento e stress sul lavoro sono tra le cause principali degli infarti cardiaci, ma anche dei disturbi legati alla scarsa circolazione sanguigna negli altri organi. Polmoni e bronchi – altri punti deboli – soffrono molto per l'ingestione di nicotina, mentre il fegato non sopporta un eccesso di alcol. Ma solo quando un uomo invecchia è disposto a occuparsi della propria salute, badando in genere soprattutto a ciò che lo rende un vero uomo. Le preoccupazioni riguardano quindi la prostata, che si ingrossa e ostacola la minzione, e poi la preoccupazione – anzi, il vero e proprio incubo – che la sua virilità sia in pericolo. La prostata ingrossata reagisce spesso molto bene e per anni interi alle medicine, e non deve necessariamente essere operata, mentre per i problemi di erezione esistono ormai farmaci molto efficaci, e non solo il Viagra (vedi Capitolo 5: «Il sesso non conosce limiti di età», p. 97 ss.).

Dobbiamo tuttavia sottolineare come le aspettative di vita maschile rimangono pur sempre al di sotto di quelle femminili. Molti medici spiegano questo dato proprio con la scarsa propensione maschile a intervenire in tempo, sottoponendosi a controlli e assumendo uno stile di vita sano. Effettivamente gli uomini trattano il proprio corpo come la loro auto: dare tutto gas, e solo quando si ferma correre in officina. Ma il corpo maschile non è una macchina, ed eventuali negligenze non sono in genere rimediabili.

La sindrome Adam

Dopo i cinquant'anni, con l'ingresso nella menopausa, la maggior parte delle donne testimonia in modo evidente come il proprio corpo non riesce più a produrre in quantità sufficiente determinati ormoni – soprattutto estrogeni – e che quindi il tempo della fertilità è ormai finito (anche se questo non va assolutamente esteso anche alla sessualità). Cosa prova invece un uomo quando giunge in questo periodo cruciale? Proprio nulla, almeno nella maggior parte dei casi. E invece è vero il contrario: spesso vive in questo periodo un risveglio di antiche o nuove passioni e apprezza molto la certezza di essere pur sempre un bel ragazzo.

Tutto falso, affermano alcuni studiosi, dimostrando che anche la produzione degli ormoni sessuali maschili – androgeni, dei quali fanno parte anche testosterone e DHEA – diminuisce proprio in questo periodo, anche se in modo obiettivamente più lento e diverso da persona a persona. Tanto diverso, che una parte degli uomini rimane, fino alla tarda età virile, fertile e amante della vita, mentre altri soffrono molto prima della sindrome ADAM, «Androgen Decline in the Aging Male», cioè «Carenza di androgeni nell'uomo che invecchia», in altre parole andropausa. Legati a questa particolare carenza sono alcuni segni tipici dell'invecchiamento, come

• Diminuzione della massa muscolare • Stanchezza • Depressione • Mancanza di concentrazione • Insonnia e disturbi del sonno • Debolezza generale • Diminuzione della libido e problemi di impotenza.

Cosa fare?

Dall'antichità, gli uomini hanno sempre cercato di ovviare alle conseguenze dovute all'età, talvolta anche con metodi per lo meno dubbi. All'incirca trent'anni fa si iniettavano in coloro che volevano mantenere il proprio corpo giovane delle cellule fresche di pecora: una procedura che risultò non solamente costosa, ma anche molto pericolosa. Nella clinica presso cui lavoravo abbiamo dovuto spesso curare pazienti che giungevano nel nostro reparto di terapia intensiva in preda a shock anafilattico. Alla fine questa pericolosa follia venne bandita.

Oggi invece sono gli ormoni a garantire la giovinezza eterna: ormoni della crescita, ormoni sessuali come deidroepiandrosterone, testosterone e melatonina. Le promesse che i cosiddetti esperti anti-aging collegano a queste sostanze sono favolose, esattamente come i prezzi che vengono richiesti per tali prestazioni: pelle giovane, libido più intensa, muscoli più potenti. Contro l'impiego sconsiderato di questi metodi si sono espressi alcuni endocrinologi seri e scrupolosi. A tutt'oggi, non esistono studi importanti che dimostrano l'efficacia e, soprattutto, la sicurezza di simili farmaci e terapie, se si eccettua una ricerca eseguita su centoquaranta pazienti. Altra eccezione sono le informazioni complete sull'impiego di estrogeni. Ma proprio queste dimostrano come l'assunzione possa essere collegata a un elevato rischio di cancro – una

Novità dalla scienza
Una ricerca recentemente pubblicata in Gran Bretagna dimostra che il trattamento prolungato per diversi anni a base di ormoni della crescita (HGH) ha provocato un aumento dei casi di tumore a linfonodi e intestino, persino nei soggetti che non ne producevano più autonomamente. Si suppone comunque che la diminuzione naturale di questi ormoni con l'invecchiamento rappresenti una sorta di protezione rispetto a malattie gravi, contestando conseguentemente l'assunzione di ormoni della crescita come metodi antiaging. • I disturbi erettili sono molto più spesso la conseguenza di problemi circolatori o di diabete che non di una carenza di ormoni maschili. • Prima che i pazienti con disturbi erettili vengano sottoposti a trattamento ormonale con testosterone, ci si deve accertare che non sussistano tumori alla prostata. Anche in caso di anamnesi familiare si tende a sconsigliare una simile terapia.

conclusione a cui si è in ogni caso giunti dopo prolungate osservazioni. Che gli altri ormoni celino in sé pericoli simili – con il testosterone sussiste il rischio di tumori alla prostata – e che utilizzando gli ormoni della crescita si pratichi in buona sostanza una forma di doping, viene ancor oggi volentieri taciuto. Così come viene taciuto che il nostro corpo diminuisce o blocca del tutto la produzione di ormoni nel momento in cui ne riceve dall'esterno. Pertanto una cura ormonale è sensata solo nel caso di pazienti che, per esempio per una malattia, non sono più in grado di produrre ormoni in proprio.

Un paio di regole importanti sul trattamento ormonale maschile

Se vi venisse effettivamente riscontrata una carenza di ormoni maschili – e solo in quel caso – potrebbe essere consigliabile ricorrere a un trattamento corrispondente, sotto il controllo di medici molto qualificati. Fate comunque attenzione ai punti seguenti:

1. Prima di una terapia ormonale si deve assolutamente accertare che lo stato patologico non sia dovuto ad altre cause.
2. Il testosterone deve essere somministrato solo nel caso di carenza conclamata di questo ormone e in assenza di possibili effetti collaterali. Dapprima si deve effettuare un attento esame della prostata (palpazione, controllo in laboratorio della presenza dell'antigene specifico della prostata, una sostanza presente nel sangue che può dimostrare la presenza di cancro, ed eventualmente ultrasuoni) per escludere un carcinoma.
3. Durante il trattamento ormonale la prostata deve essere controllata almeno ogni sei mesi.
4. Fondamentalmente la scelta è tra compresse e cerotti, ma questi ultimi sono molto costosi. Solo in rari casi l'ormone viene iniettato.
5. Il deidroepiandrosterone è una sostanza androgena presente nelle urine. Questo ormone è una sorta di gradino preliminare rispetto agli ormoni sessuali maschili e femminili. L'effetto non è d'altra parte prevedibile nel singolo paziente (dopo l'assunzione dell'ormone, alcune donne hanno riscontrato fenomeni di virilizzazione, come crescita della barba e voce più profonda). Negli uomini invece non ha avuto simili conseguenze. Inoltre dovrebbe essere perfettamente chiaro che non sussiste alcuna certezza per quanto riguarda gli effetti collaterali, e che l'assunzione di questo farmaco è un po' un «terno al lotto».
6. L'ormone della crescita – HGH – non è stato ancora studiato nei suoi effetti a lungo termine, e inoltre viene, secondo l'opinione di importanti medici, consigliato come farmaco antiaging solo per motivi economici. L'assunzione nasconde tra l'altro gravi rischi, e non solo per affezioni tumorali (dopo tutto viene stimolata la crescita cellulare), ma anche per diabete, ipertensione e alterazioni del miocardio.
7. La melatonina si è catalizzata meglio negli steward e in altri individui che viaggiano molto, i quali per via del jetlag non

possono dormire. Tutte le altre caratteristiche positive di questa sostanza molto lodata, per esempio la capacità di bloccare l'arteriosclerosi, non sono state invece suffragate da studi affidabili.

Infine, esistono metodi anti-aging eccezionali, che favoriscono la produzione ormonale e il cui effetto è stato scientificamente dimostrato: normalizzare la pressione sanguigna, fare molto movimento, avere un'alimentazione ricca di vitamine, tenere basso il colesterolo, non fumare.

E, lo so benissimo, sono tutte cose dette e già dette...

La forza del sesso debole

Una cinquantenne era in passato considerata ormai vecchia. Oggi invece, senza alcun dubbio, si trova nei suoi anni migliori: i figli sono ormai fuori casa, è tornata a lavorare a tempo pieno, spesso con un'occupazione interessante e stimolante, dove si hanno molti contatti sociali... e anche qualche arrabbiatura – non importa: la cosa principale è essere attivi e apprezzati. Il suo matrimonio, posto che sia sposata e nel frattempo non abbia divorziato, è sicuramente meno tempestoso e passionale di prima, ma per contro è maggiormente caratterizzato da un rapporto di complicità e amicizia. E se sussistono problemi sa di poterli risolvere e superare.

Giocare un bello scherzetto all'età...

Il ciclo mensile è ormai scomparso? E allora? Non cambia nulla in realtà: figli ormai non se ne desiderano più, e la sensazione di essere una donna completa non dipende di certo da questa funzione fisica.

Ecco come dovrebbe apparire la vita a una donna cinquantenne, ma ovviamente non capita mai così. O solo raramente. Il ruolo di una donna non più giovane, che tuttavia si sente ancora al top

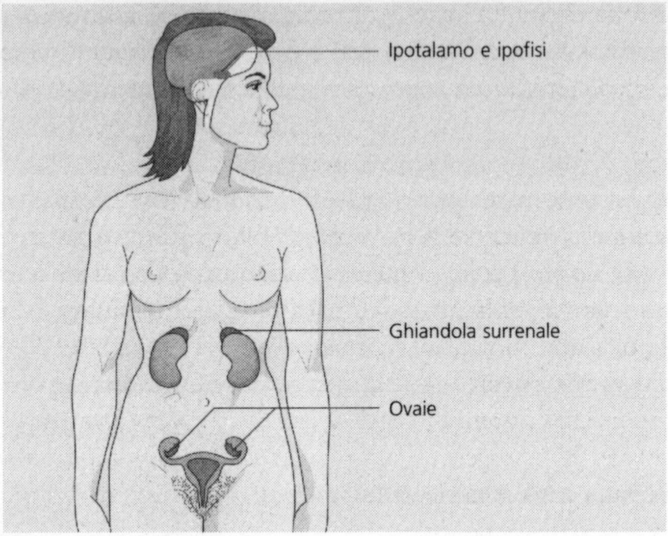

Il cervello comanda il ciclo femminile. Dopo la menopausa, nelle ovaie non si formano più uova e non vengono più prodotti estrogeni.

della forma ed effettivamente non riesce a capire i motivi per cui dovrebbe cambiare il proprio comportamento, non è ancora del tutto accettato dalla nostra società, il che significa che sarebbero presenti tutti i presupposti fisici perché una donna abbia garantita una vita interessante e piena anche a questa età, e negli anni successivi, ma agli occhi di chi ha intorno vale più o meno il seguente messaggio nascosto: tu ormai non c'entri più. Per te non vengono ormai più pensati programmi televisivi, la moda non ti prende più in considerazione, anche se effettivamente ti sei mantenuta bene e, soprattutto, non stai forse portando via il lavoro a una collega più giovane, quando decidi di trasferirti in quel nuovo reparto?

L'essere determina la consapevolezza di sé: è una verità molto antica, e in un mondo dove indubbiamente si deve essere innanzitutto giovani, e possibilmente anche belle, per una donna di cinquant'anni risulta incredibilmente difficile mantenere la propria sicurezza quando sono ormai visibili le prime rughe e il corpo non è più così sodo.

Estrogenoterapia – Una maledizione o una benedizione?

Per molti anni, la risposta di un medico a questo genere di situazione è sempre stata la stessa: «Nessun problema – ti basta assumere ormoni, e per la precisione estrogeni, così rimani giovane, ti senti giovane, non hai vampate e nemmeno attacchi depressivi. Inganniamo la natura e, da un punto di vista fisico, rimani per sempre una quarantenne». Quindi il medico proseguiva affermando che, con gli estrogeni, si mantenevano anche ossa più robuste, si correvano minori rischi di infarto, ictus e morbo di Alzheimer. Un panorama più che roseo.

Purtroppo la terapia ormonale è andata ben presto incontro a critiche, soprattutto quando si iniziarono ad avere i risultati scientifici di studi internazionali sempre più numerosi che includevano donne sottoposte a terapia con estrogeni.

Ma allora, che fare?

Niente paura, la cosa suona sicuramente ben più problematica di quanto non sia in realtà. Quando si chiarisce sin dall'inizio quello che si vuole, e quello che non si vuole, come paziente maggiorenne, e quando si sa quali alternative ci sono, si può facilmente decidere pro o contro una terapia ormonale. Una decisione che si dovrebbe prendere sempre con un medico donna ben informato o un ginecologo.

Ed ecco la mia opinione personale:

- Non assumete estrogeni se in famiglia – nella madre, nella nonna, nella zia o nella sorella – si sono verificati tumori al seno o alle ovaie.

Novità dalla scienza

Dato numero uno: infarti cardiaci, ictus e Alzheimer non risultano diminuiti in caso di terapia con estrogeni. Al contrario: chi ha assunto ormoni ha riscontrato un rischio più elevato di ictus, soprattutto nei primi anni della cura. Non è stato inoltre dimostrato un effetto positivo su vasi sanguigni, cuore e cervello. Per contro il pericolo di trombosi è risultato sensibilmente elevato.

Dato numero due: il rischio di tumore al seno è notevolmente elevato. Se in pazienti non trattate si era riscontrato un tasso di insorgenza tumorale pari a una donna su 15, nel caso di donne sottoposte a terapia estrogena da più di cinque anni – indipendentemente se con o senza abbinamento di progesterone – il carcinoma alla mammella si riscontrava in una su 10. E in effetti il dato è più che logico: il tessuto delle ghiandole mammarie, infatti, reagisce agli ormoni crescendo molto di più. Se si sono riscontrate minuscole formazioni tumorali, che normalmente possono essere tenute sotto controllo dal sistema immunitario e talvolta demolite, gli estrogeni ne provocano il rapido incremento: in questo modo si sviluppano noduli che il corpo non riesce più a tenere sotto controllo.

Dato numero tre: i disturbi tipici che possono – non necessariamente – verificarsi in menopausa (sudorazioni, vampate, disturbi del sonno e crisi depressive), possono essere effettivamente migliorati con l'assunzione di ormoni. Anche la vagina e gli organi della zona pubica si mantengono più morbidi ed elastici, proprio come la pelle. Le ossa sono più protette dall'osteoporosi, ma solo per il periodo in cui si continua la cura. Poi divengono più fragili, come in chi non assume estrogeni.

- Naturalmente non si devono assumere estrogeni se voi stesse avete già avuto un tumore al seno o alle ovaie, anche se ormai tutto è passato e i recettori ormonali del tumore sono negativi.
- Non assumete estrogeni se soffrite di vene varicose o siete a rischio di trombosi.

- Una terapia a base di estrogeni si può prendere in considerazione quando non siete interessate da una delle limitazioni suddette e soffrite molto per le conseguenze della menopausa. Importantissimo: sottoponetevi sempre prima a una visita ginecologica completa e una mammografia. Se avete ancora l'utero, insieme all'estrogeno dovete assumere anche del progesterone, affinché la mucosa uterina non sia troppo stimolata. Il medico dovrebbe inoltre somministrarvi estrogeni in un dosaggio molto basso. Ogni sei mesi dovrete poi fare una visita ginecologica, e una volta all'anno sottoporvi a una mammografia. Dopo cinque anni dovrete gradualmente interrompere il trattamento a base di estrogeni.

Esistono alternative?

- Invece di una terapia a base di estrogeni potete tentare una cura con metodi naturali, come i preparati a base di soia, che in molti casi riescono a mitigare i sintomi.
- Quando decidete di non assumere compresse a base di estrogeni né di applicarne i cerotti, oppure avete sospeso la terapia ormonale, potreste soffrire di disturbi nella zona genitale, in particolare di secchezza della vagina, che possono influire negativamente sulla vita sessuale. In tal caso sussiste la possibilità di utilizzare una o due volte alla settimana piccoli ovuli o supposte a base di estrogeni. La dose ormonale che in questo modo viene assorbita dal corpo è relativamente bassa, ma sufficiente a mantenere elastici la vagina e il tessuto intorno alla vescica – una prevenzione anche nei confronti dell'incontinenza.
- Per le donne che soffrivano di forti vampate e non potevano, o volevano, assumere estrogeni si è rivelato molto utile un farmaco della famiglia degli antidepressivi, a base di venlafaxina.
- Per evitare i rischi dell'osteoporosi, indipendentemente dalla somministrazione di estrogeni, ogni donna ultracinquantenne

deve assumere quotidianamente almeno 1000 mg di calcio. Se la dose non è ottenibile solo dall'alimentazione si devono allora assumere farmaci a base di calcio. (Una tabella del contenuto di calcio nei vari alimenti è riportata nell'Appendice, a p. 272.)

E non dimenticate: fate molto sport e movimento per rafforzare muscoli e ossa.

Per tutte le donne che, già all'inizio della menopausa, presentano ossa non molto robuste e non vogliono, o possono, assumere estrogeni, è consigliabile assumere accanto a calcio e vitamina D anche un farmaco della famiglia dei modulatori dei recettori selettivi degli estrogeni. Questi farmaci presentano una certa somiglianza con gli estrogeni, per quanto riguarda l'effetto benefico sulle ossa, ma dato che il seno non viene interessato, non si riscontra alcun rischio di cancro alla mammella.

(Per il trattamento dell'osteoporosi consultate il Capitolo 10: «L'età non è una malattia», p. 217 ss.).

La menopausa è un trauma?

Esistono donne per le quali già il trentesimo compleanno rappresenta un vero e proprio trauma. Questi soggetti hanno assorbito e interiorizzato così a fondo nella propria mente l'immagine femminile proposta dei media – «giovane è uguale a bello ed è uguale a successo» – che il resto della loro vita viene considerato come una nube minacciosa. Si potrebbe sorridere dinanzi a questi atteggiamenti se non fossero così tristi, tristi per la donna interessata, tristi se considerati come simbolo di una confusione interiore personale o di una follia collettiva. Fortunatamente queste giovani donne apprendono dopo l'«esperienza sconvolgente» – il compleanno – che la vita continua senza cambiamenti evidenti, e la realtà le tranquillizza.

Una situazione non molto diversa viene vissuta anche da quelle donne che considerano la menopausa come la fine della loro femminilità. La rappresentazione del «vero destino femminile» come madre tra una schiera di bambini è evidentemente ancora patrimonio comune di molti. E così si verifica che spesso, con la fine di determinate funzioni ormonali, inizia a vacillare ance la sicurezza di sé: io sono un'altra donna.

Ovviamente, è una totale sciocchezza.

Innanzitutto, noi non ci definiamo, né ci determiniamo, solo in base all'utero e alle ovaie, bensì anche con la nostra testa. E questa rimane perfettamente funzionante anche dopo gli anni della fertilità.

Inoltre, il modo in cui si affronta il periodo della menopausa dipende molto dal carattere personale e dalla situazione sociale della donna. Si potrebbero paragonare le sue conseguenze all'effetto del föhn, il vento caldo che spazza le Alpi: le persone tristi diventano ancora più tristi, quelle allegre euforiche, chi è solo si sente disperato, e coloro i quali si considerano amati e sono ben equilibrati e soddisfatti della propria vita, quasi non se ne accorgono.

D'altra parte non voglio neppure minimizzare la situazione. Tutti i cambiamenti nel sistema ormonale di una donna possono portare molti disturbi, psicologici così come fisici. Ne sono un esempio le depressioni, spesso molto forti, che le donne possono provare dopo il felice parto di un bambino (depressione postpartum) o i cambiamenti di umore che spesso si riscontrano con il periodo mestruale. E le donne che ne soffrono anche in menopausa hanno talvolta effettivamente bisogno di aiuto.

Un aiuto che potrebbe rientrare in una di queste categorie.

- La prima misura da adottare è quella di stringere una rete sociale. In questa fase sarebbe molto importante avere delle amiche con cui poter parlare di tutto. E anche i figli, che forse fino a ora non avete mai voluto assillare con i vostri problemi personali, potrebbero essere sensibili ascoltatori, quando ne sentite la necessità (ma non aspettatevi comunque molto!). Temo

I mutamenti nel sistema ormonale hanno grande influsso sulla psiche femminile.

invece che il partner sia poco adatto a questo ruolo. Innanzitutto, non riesce a capire bene il problema: ai suoi occhi, infatti, in voi non è praticamente cambiato nulla.

- Per quanto riguarda l'insonnia o gli stati depressivi, provate con la valeriana o l'erba di San Giovanni prima di decidere per la terapia ormonale, insieme con il vostro medico e magari per un periodo limitato.
- Molto importanti sono anche sport e movimento. Questo sarebbe proprio il momento giusto per frequentare lezioni di yoga in compagnia di qualche amica.
- Se non lavorate più a tempo pieno, potreste frequentare un corso del comune o della regione, oppure qualche lezione su Internet, scegliendo una materia che vi interessa. Indipendentemente che vi iscriviate a un corso di archeologia o di storia, che studiate una lingua antica o straniera, che vi interessiate alla cucina cinese o alla pittura ad acquerello o frequentiate i corsi di scienze politiche all'università, questo dovrebbe sempre apportare qualche nuovo elemento nella vostra vita, qualcosa che possa arricchirvi, che vi stimoli e vi permetta di avere una nuova visione del mondo.

La menopausa dovrebbe essere vista come una nuova chance.

Per riassumere: quando entrate in menopausa, non vi trovate dinanzi a una china discendente, bensì vivete una situazione di cambiamento. In questo momento si piantano i semi per i prossimi trent'anni della vostra vita, e questi dovrebbero essere pieni di nuovi interessi, di possibilità di studio (cosa che a questa età risulta incredibilmente divertente), di corsi di fitness, di contatti con molti amici. E, ovviamente, di tenerezza e amore.

Capitolo 5

IL SESSO NON CONOSCE LIMITI DI ETÀ

- Quando c'è più passione che virilità
- I metodi per risolvere le difficoltà di erezione
- Quello che i medici consigliano alle donne
- Il sesso può essere pericoloso?

Iniziamo con un breve test. Dinanzi a un articolo di giornale che riporta come una coppia di amanti, lui di ottantacinque anni, lei di settantaquattro, sia stata sorpresa in flagranza di reato nel parcheggio di una scuola elementare mentre erano impegnati in giochi erotici, la vostra reazione è di indifferenza, di sorpresa o di sdegno?

Se la vostra risposta rientra nel primo caso, appartenete a quella minoranza per la quale il sesso durante gli anni della vecchiaia è una cosa del tutto normale, e del tutto libera da tabù.

Gioie dei sensi e tabù

Non esistono dubbi al proposito: la sessualità durante gli anni della vecchiaia sta vivendo un vero boom. Le statistiche che alcune università americane hanno pubblicato al proposito qualche anno fa dovrebbero essere rappresentative anche delle abitudini europee: il 60% delle coppie dai 60 ai 74 anni si descrive ancora sessualmente attivo, così come il 30% di chi ha 75-85 anni e il 10% degli ultraottantacinquenni. I numeri non costituiscono di certo una novità. Si può infatti desumere che siano ancora più elevati, supportati da un lato dallo spirito dei nostri tempi, con la sua «passione per la passione», dall'altro dalle medicine ora disponibili, che regalano a chi era titubante una vera iniezione di fiducia nelle

Chi dice che gli anziani non hanno alcun diritto all'amore fisico?

proprie capacità e liberando i freni inibitori. E tutti sanno che dai centri per anziani sono sempre stati riportati veri e propri drammi sentimentali, sebbene in molti casi in questi luoghi si facesse di tutto, e si fa tuttora, per tenere la sessualità sotto controllo e per limitare lo scambio di tenerezze al tenersi la mano dinanzi alla televisione. Il vero scandalo, come hanno dimostrato i sociologi, è che uomini e donne di 70 e 80 anni hanno un rapporto naturale e positivo con la propria sessualità simile a quello che, fino a poco tempo fa, avevano le persone di 50 e 60 anni. Dovremmo considerarlo come il simbolo di una rinnovata energia degli anziani e un nuovo valore della vecchiaia, nella speranza che, finalmente, la società sappia accettare questo dato di fatto come la pura normalità.

Nel suo significato mitico originario, Eros era l'antagonista più forte dell'impulso di morte e distruzione. Fungeva da simbolo del rinnovamento e dell'energia creativa. E anche quando, oggigiorno, eros e sesso sono ormai considerati alla stregua di passatempi nella nostra società del divertimento, la cosa non ha naturalmente perso nulla della propria forza. Proprio negli uomini più anziani, che vivono con consapevolezza la fase discendente della propria vita, sussiste un possente impulso nostalgico verso lo straordinario, il librarsi oltre il proprio io attraverso l'erotismo. Quasi come una rivolta violenta e disperata contro l'ineluttabilità della propria fine che si avvicina.

Indipendentemente che si consideri la sessualità come l'ultimo brandello della gioventù che scompare oppure come dimostrazione di intimità e tenerezza prolungate nel tempo, una cosa è certa: persino e soprattutto nella vecchiaia l'amore si esprime anche nel suo lato più sensuale.

Passione in calo, forza in diminuzione?

Eppure, le divinità hanno purtroppo posto dei limiti ben precisi a queste forti sensazioni. I sentimenti più intensi non possono più esser tradotti in azione, il che significa che il corpo (e quindi pene, vagina, clitoride) ascolta le seduzioni sensuali con minore prontezza rispetto agli anni giovanili. Si tratta quindi di alterazioni che in alcuni sono riscontrabili prima, ma in genere aumentano quando si sono ormai superati i settant'anni: il membro non riesce più a irrigidirsi come prima, l'orgasmo giunge più lentamente, la quantità di eiaculato diminuisce o scompare del tutto. Le donne per contro si lamentano spesso di una sgradevole secchezza nella zona vaginale, che rende il rapporto doloroso e frena il piacere. Anche nei soggetti femminili l'orgasmo può arrivare più lentamente e non è più lungo e intenso come prima.

Inoltre, sia negli uomini come nelle donne si possono avere problemi legati alla vescica. La prostata, che negli anziani risulta spesso ingrossata, preme sull'uretra e ostacola la minzione. La portata dell'urina, che da piccoli rende così orgogliosi i maschietti, tanto da organizzare con altri coetanei gare sulla forza e la portata del getto, si riduce a un pallido filo. Perdite di urina, bisogno di minzione notturna, enuresi, la sensazione di dover sempre «farla» durante il giorno non solo pesano sulla vescica, ma anche sull'umore.

Fermatevi!

Sicuramente molti di voi staranno già attaccandosi alla sindrome del «certo, è la vecchiaia...» Oppure, leggendo il paragrafo precedente, avete forse pensato che i disturbi illustrati sono «terribili» e soprattutto «inevitabili» o «dovuti al destino».

Non ci siete proprio!

Questi deficit «apparentemente» normali nella regione degli organi sessuali sono in realtà sintomi di mutamenti patologici e non di una diminuzione della forza vitale. E cosa si fa con le malattie? Giusto! Si cerca di guarirle, o per lo meno di limitarne la portata.

Le donne soffrono spesso di incontinenza, ossia riscontrano una non più affidabile chiusura della vescica. Si inizia in genere tossendo o starnutendo, poi il disturbo si riscontra anche correndo e infine persino quando la vescica non è del tutto piena. La causa dell'indebolimento del muscolo che è preposto a chiudere la vescica, e quindi di questa situazione sgradevole, è per lo più una diminuzione del tessuto muscolare nella zona del bacino e quindi un generale indurimento del tessuto degli organi sessuali, dapprima morbido ed elastico, entrambi causati dalla mancata produzione di estrogeni.

Gioie e dolori maschili

Sicuramente esistono uomini che, ormai molto anziani, non danno più valore alla perfetta funzionalità della propria sessualità, dato che, insieme con la propria partner, sono perfettamente soddisfatti della vita di coppia, dell'intimità e della complicità ricreate, anche senza una forma fisica di amore.

Ma, per la maggior parte, come abbiamo visto, il bisogno e il piacere del sesso rimangono inalterati, o per lo meno sussiste la necessità di avere la sensazione che tutto sia come prima. Non credo che noi donne possiamo capire la frustrazione e l'insicurezza che prova un uomo quando vede il proprio membro inerte e non più eretto e diritto. Indipendentemente dall'età in cui si riscontra il problema.

Ma ecco subito una buona notizia: fortunatamente, i disturbi legati alla potenza maschile, la *disfunzione erettile*, come la medicina definisce questo stato, sono ormai facilmente trattabili. In ogni caso, l'erezione, cioè l'indurimento e l'ingrossamento del pene, è un fenomeno molto complesso, in cui interagiscono nervi, ormoni, muscoli, vasi sanguigni e, ovviamente, la mente. Poiché la forma di terapia prescelta si deve ovviamente basare sulla

Cosa fare, quando l'amico di sempre non ci vuole più ascoltare?

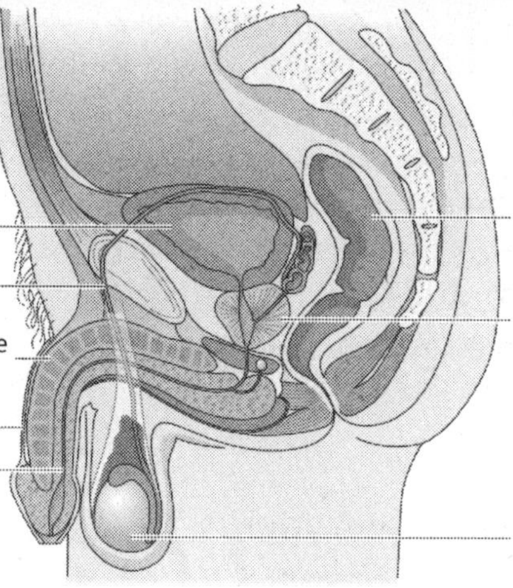

Gli organi sessuali maschili: sono molti i fattori indispensabili per un'erezione.

causa del disturbo, la prima cosa da fare è sottoporsi a un attento esame dell'organo in questione. E già questa è per molti una cattiva notizia. Tutto quanto avviene sotto la cintura, infatti, appartiene a una zona che per molti è ancor oggi considerata tabù. Tanto più quando la situazione impone di presentarsi come « buono a nulla » o « debole » proprio in questa zona così ricca di prestigio e importanza per l'uomo. L'ostacolo psicologico, l'inibizione che si deve vincere sono per molti effettivamente troppo elevati e insuperabili. A chi potrò rivelare tutte le mie paure, chi saprà guardarmi senza compassione, ma con sguardo amichevole e professionale?

La risposta non è del tutto facile. Gli specialisti che vengono coinvolti in prima linea, gli urologi, sono – anche se può essere difficile crederlo – spesso frenati come i pazienti. Inoltre, è necessaria una grande quantità di tempo per le domande, gli esami, i consigli e le cure. E, si sa, il tempo è denaro. Così si preferisce trascurare i primi sintomi. Altri medici invece preferiscono ricorrere, ove possibile, a un metro di giudizio del tutto personale. In un caso simile vi potrà così accadere che il dottore sessantenne cercherà di convincervi del fatto che voi, ormai settantenni, dovreste «mettere finalmente la testa a posto». Il che significa che dovreste finalmente smetterla con queste storie sul sesso. Certo, una bella soluzione.

Ovviamente esistono anche molti urologi preparati e qualificati, che dovreste assolutamente consultare.

Il membro, questo sconosciuto

Gli antichi greci conferivano al fallo, il pene eretto, una valenza quasi religiosa di forza e nobiltà, di potere. E la maggior parte delle altre culture nell'antichità avevano ideato simbologie del tutto simili, che celebravano il potere maschile come simbolo di vita e fertilità: è il caso dei totem indiani, degli obelischi egiziani, delle torri svettanti come a San Gimignano.

Così avviene un'erezione

Si inizia sempre con l'eccitazione erotica: la vista di un bel seno, un profumo, una carezza o semplicemente il pensiero di situazioni erotiche. Poi, dal cervello, partono subito impulsi nervosi che attraverso il midollo spinale raggiungono i vasi sanguigni del pene. Questi vasi possiedono nelle pareti, esattamente come tutte le arterie, piccoli fasci muscolari. Attraverso i segnali nervosi si attiva una serie di messaggi, che stimolano questi muscoli. In tal modo le arterie si allargano, l'irrorazione sanguigna aumenta scorrendo nel corpo cavernoso del pene, che si gonfia come una spugna. Poiché le vene al contempo si restringono e il sangue non può più defluire, si provoca una sorta di congestione: il membro si inturgidisce, indurendosi e sollevandosi. Dopo l'orgasmo, l'organismo inibisce le sostanze messaggere, e così le arterie si stringono, le vene si dilatano, il sangue torna a scorrere e il pene perde l'erezione.

Alcuni sostengono tuttavia che il culto abbia avuto origine anche perché il pene poteva essere un «dio lunatico e capriccioso», che viene adorato, amato, su cui si ripongono speranze e che suscita timori, nell'antichità come oggigiorno. Dopo tutto si tratta di una complessa e per molti misteriosa sequenza di reazioni del corpo umano, che devono avvenire senza errore alcuno affinché «la cosa» possa funzionare.

Le cause principali dell'impotenza maschile

- **Problemi psicologici.** Soprattutto paure nascoste di fallimento, ma anche problemi di coppia, stress o depressione inducono all'assenza degli impulsi nervosi necessari per avere un'erezione. Ancora qualche anno fa si pensava che fino all'80% di tutti i disturbi legati a problemi erettili fosse dovuto a cause psicologiche. Nel frattempo sono state pubblicate ricerche che affermano come queste ultime riguardino al massimo il 20-25% dei casi, e che il resto sia invece dovuto anche, o solo, a cause fisiche.
- **Alterazioni nelle arterie che conducono il sangue al pene.** In questo caso una delle cause principali è il fumo, praticato per anni o addirittura decenni, ma anche il diabete, l'ipertensione e valori elevati di colesterolo inducono all'insorgenza dell'arteriosclerosi, di gran lunga la causa principale dei problemi di erezione. Inoltre non è poi così raro che questo sintomo insorga come prima evidenza di un'alterazione generalizzata dei vasi sanguigni. Nel corso dei relativi esami, infatti, non è raro riscontrare un interessamento anche di altre arterie, come per esempio i vasi coronarici.
- **Ingrossamento della prostata.** Si tratta di una patologia di cui soffrono gli uomini ultrasessantacinquenni. La BPH, o Benigne Prostatic Hyperplasia, iperplasia prostatica benigna, ha conseguenze davvero spiacevoli per chi ne è colpito, soprattut-

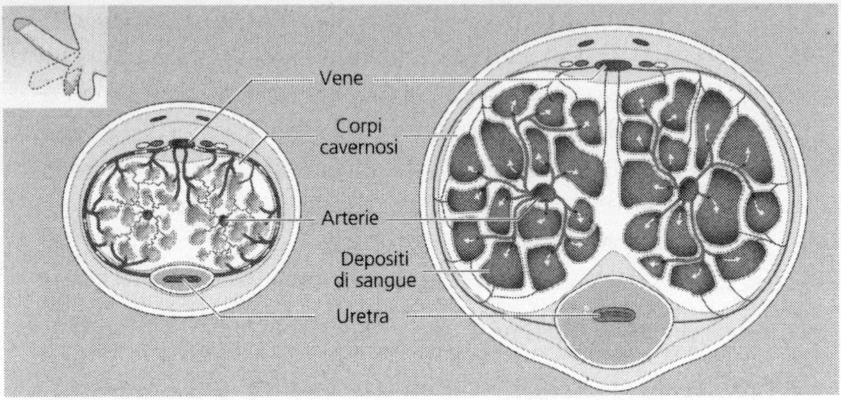

Sezione del pene, a sinistra in stato normale, a destra in erezione: i corpi cavernosi si sono riempiti di sangue che non può più defluire attraverso le vene ristrette. La congestione che si viene a creare inturgidisce il membro.

to quando è conclamata: dato che questo organo si trova direttamente sotto la vescica, e circonda l'uretra, diventa un impedimento per la minzione. L'uretra viene compressa dalla prostata, lo svuotamento della vescica richiede più tempo e spesso parte dell'urina rimane nella vescica, tanto da indurre sempre la sensazione di dover urinare in continuazione. Soprattutto di notte, chi ne è colpito è costretto ad alzarsi più volte, influendo sulla qualità del sonno, oltre che facendo innervosire la partner. In alcuni pazienti viene inficiata non solo l'erezione, ma anche l'eiaculazione. E, in generale, si riscontra un calo del desiderio. I disturbi nervosi sono riconducibili a varie cause. Innanzitutto, le grandi quantità di alcol sono una delle cause più note per i disturbi erettili acuti: come tutti sanno, un esagerato consumo di alcol rende difficile l'erezione, ma, mentre questa situazione è passeggera, i danni e le lesioni ai nervi dovuti a un abuso cronico di alcol sono spesso duraturi. E lo stesso vale anche per chi soffre di diabete da molto tempo, in quanto anche questa patologia compisce il sistema nervoso.

Nelle operazioni di cancro alla prostata i medici non riescono sempre a conservare intatti tutti i nervi preposti all'erezione, e così tra le cause che possono insorgere c'è anche l'impotenza. Esiti del tutto diversi si hanno invece nella cura dell'ingrossamento prostatico benigno, dato che in questo caso si hanno solo molto raramente effetti collaterali.

- **La carenza ormonale** viene di frequente designata come causa dei problemi erettivi. Spesso i pazienti si rivolgono ai cosiddetti esperti anti-aging sperando di risolvere tutti i loro problemi ricorrendo a strani cocktail ormonali. In effetti, una reale carenza di ormoni maschili, soprattutto di testosterone, è piuttosto rara e nasconde invece un'inibizione della libido, cioè del desiderio, e quindi la capacità di raggiungere un'erezione. Tuttavia, il medico curante richiederà comunque un quadro ormonale completo in tutti i casi di impotenza.
- **Alcuni farmaci**, come i betabloccanti per l'ipertensione arteriosa o la cimetidina per l'ulcera gastrica, e soprattutto gli psicofarmaci contro depressioni e psicosi possono provocare disturbi erettili. In questo caso vale la pena di farsi consigliare qualche altro farmaco dal medico curante. E non dimenticate che la nicotina provoca un effettivo restringimento delle arterie, cioè l'esatto contrario di quanto serve per l'irrigidimento del pene. Se quindi fumate, è meglio farlo dopo.

Che la fertilità maschile, cioè la capacità di procreare, non abbia nulla a che vedere con l'erezione del pene, ma dipenda esclusivamente dalla qualità e dalla mobilità degli spermatozoi, è cosa risaputa, che non necessita di alcuna ulteriore spiegazione.

Su, coraggio – si alza di nuovo!

Esistono vari motivi alla base dei disturbi erettili, e pertanto esistono diverse terapie mirate. Alcune forme di trattamento possono tuttavia essere utili per più disturbi. Un esempio: chi soffre soprattutto di ansia da prestazione, e quindi ha il timore di non poter più avere un'erezione, può risolvere il problema utilizzando una pillola come il Viagra, con cui verrà rassicurato del fatto che tutto andrà bene. Tuttavia dobbiamo aggiungere che, in molti casi, se in luogo della pillola si somministra un normale placebo, il risultato, o meglio il successo, dovrebbe essere quasi uguale: dopo tutto, il problema risiede nella testa, non nel pene.

Il **passo più importante** in tutti i casi di disturbi erettili è la decisione di consultare un medico. Il che potrebbe anche apparire come un'ovvietà, ma l'esperienza dimostra invece che molti uomini preferiscono trincerarsi dietro scuse e autoconvincimenti del tipo: « è normale, quando si invecchia », perché se è vero che hanno ancora una forte pulsione erotica, è anche vero che hanno pure enormi restrizioni e tabù.

La **diagnosi** si basa su un'analisi attenta di vari aspetti: il momento di insorgenza del disturbo, le patologie che possono esserne la causa, come l'ipertrofia della prostata, l'ipertensione o il diabete, i farmaci e possibilmente anche i problemi di natura psicologica. Attraverso palpazione e ultrasuoni si possono stabilire per esempio i danni dovuti a una cattiva circolazione sanguigna nella zona peniena, e al contempo osservare lo stato della prostata. Elettrocardiogramma, esami di laboratorio e in particolare lo studio del quadro ormonale forniscono uno sguardo di insieme sullo stato di salute generale.

Quando si hanno i risultati, il medico dovrebbe informare il paziente – a sua scelta accompagnato dal o dalla partner – sulle possibili cure e prendere insieme la decisione sul da farsi.

Farmaci e altre terapie

- Si ricorre alla **terapia ormonale** solo quando si è già stabilito che la quantità degli ormoni maschili prodotti dall'organismo, in particolare il testosterone, è effettivamente troppo bassa, in particolare se paragonata ai valori di altri uomini sani della stessa età, e non certo con i ventenni. Una quantità eccessiva di ormoni maschili non serve in effetti ad avere stimoli raddoppiati, e in determinate circostanze potrebbe favorire il cancro.

- **Il trattamento della prostata ingrossata**, se è il caso con un farmaco che può influire positivamente sull'erezione (per esempio nel caso di alcune sostanze attive del gruppo degli alfabloccanti), porta già dopo poche ore risultati significativi attraverso un miglioramento della minzione, e pertanto può favorire un'erezione.
- **Il Viagra**, il cui principio attivo è il sildenafil, è stato salutato con grande entusiasmo sin dalla sua introduzione nel 1998, e da quel momento ha iniziato la sua marcia trionfale nel talamo delle case di tutto il mondo. Il farmaco, esattamente come tutti gli altri nuovi medicamenti che si basano sullo stesso principio, è efficace nel 70-75% dei casi, a patto che venga utilizzato seguendo correttamente le indicazioni riportate sulla confezione, ed è tra l'altro affidabile. Frena l'eliminazione prematura di una sostanza messaggera che è responsabile della necessaria irrorazione sanguigna in caso di erezione (si veda « Così avviene un'erezione », p. 104). In questo modo, la sostanza può agire più a lungo e, conseguentemente, mantenere per un tempo relativamente prolungato il membro rigido e turgido.

  Il farmaco dovrebbe essere utilizzato in particolare nei casi di restringimento dei vasi sanguigni, di disturbi nervosi o eiaculazione precoce. Tra i vari effetti collaterali vi sono dolori muscolari, malessere e il fenomeno di vedere tutto come attraverso un velo azzurro. Questi effetti scompaiono in genere dopo qualche ora.

  Ma attenzione: esiste comunque tutta una serie di reazioni troppo pericolose che sconsigliano l'impiego di questo farmaco miracoloso: è assolutamente controindicato per gli uomini che assumono nitrati come terapia per una patologia coronarica, potendo incorrere in un crollo della pressione sanguigna. (Tra l'altro questa è la causa principale della maggior parte dei decessi dovuti al Viagra.) Anche tutti gli altri pazienti affetti da coronaropatie o insufficienza coronarica devono assolutamente chiedere il consiglio medico prima di assumere il Viagra (o un altro farmaco corrispondente). E poi va ovviamente considerato un altro elemento: un uomo malato di cuore, che dopo un periodo di tempo relativamente lungo torna a essere sessualmente attivo grazie a simili farmaci, incorre in un rischio notevole, dato che sottopone il proprio cuore a uno sforzo improvviso. Quindi agite con calma, conservando il più possibile le forze (vedi anche «Il sesso può essere pericoloso?», p. 117).

Molte cose sono cambiate con l'avvento del Viagra.

- **L'apomorfina** è una sostanza che stimola nel cervello la formazione di dopamina e in questo modo favorisce un'erezione. Anche in questo caso sussistono effetti collaterali, soprattutto malessere e mal di testa.
- **Altri farmaci**, come l'alprostadil, vengono somministrati sotto forma di piccoli bastoncini nell'uretra, o sono iniettati direttamente nei corpi cavernosi. La cosa potrà anche risultare sgradevole, ma è molto efficace e prima dell'avvento del Viagra era il mezzo più utilizzato per prolungare l'erezione.
- **L'impiego di una pompa a pressione** che viene applicata al pene, e attraverso l'abbassamento della pressione che si viene a creare nella zona, induce una maggiore irrorazione sanguigna, e viene ancor oggi utilizzata da coloro i quali non vogliono, o non possono, assumere farmaci.
- **Le protesi peniene**, che sono inserite tramite operazione chirurgica nel pene e vengono attivate attraverso una piccola pompa, sono state a lungo l'ultima spiaggia per i casi disperati. Oggi sono in genere rifiutate da medici e pazienti.
- **Le cause psicologiche** alla base del problema, come l'ansia da prestazione, un allontanamento inconsapevole della partner,

stress professionale o semplice nervosismo, sono in genere piuttosto facili da risolvere. Spesso è sufficiente che il paziente ne parli e scopra come altri hanno risolto simili situazioni. Anche su Internet sono attivi dei forum che discutono il problema e hanno il vantaggio dell'anonimato, fornendo consigli di esperti e altri uomini affetti dallo stesso problema. Nei casi più gravi si può invece ricorrere a psicologi specializzati in casi di impotenza.

La sessualità nella donna anziana – Una forma di emancipazione?

Se nel caso maschile il «potere» è spesso in primo piano tra i motivi alla base dei problemi sessuali, nella maggior parte delle donne in genere il problema principale è il «volere». Desiderio e libido non scompaiono affatto quando il tempo della capacità di riproduzione è ormai passato e inizia la menopausa.

Al contrario. Spesso infatti la constatazione di non dover più pensare a un metodo anticoncezionale può essere in primo luogo liberatoria, e talvolta anche eccitante. Ma con il passare degli anni la donna, a differenza dell'uomo, trova talvolta difficile mantenere intatto tutto l'entusiasmo che prima provava per erotismo e sesso. Credo che alla base di tutto questo vi siano tre motivi del tutto diversi tra loro: mutamento dell'equilibrio ormonale e degli organi sessuali, mutamento dello status sociale e familiare, mutamento della percezione di sé.

La sindrome da mancanza di estrogeni

«Le donne non sono così concentrate sulla parte bassa del corpo come lo sono gli uomini. Per le donne, infatti, il cervello è la zona erogena più importante», si dice. Tutto vero, ma è vero anche il fatto che le zone erogene femminili nella parte inferiore del corpo, e gli organi relativi, sono tutti estremamente importanti per avere la garanzia di una vita sessuale soddisfacente.

Proprio in questa zona possono verificarsi problemi e difficoltà quando si giunge all'interruzione del ciclo mestruale.

Quando nelle ovaie non maturano più ovuli, o ovociti, allora la produzione di estrogeni, che prima avveniva in grandi quantità, diminuisce. In realtà nel corpo umano ci sono altri organi che producono questo ormone, tra cui anche le ghiandole surrenali, ma le dosi prodotte sono comunque minime.

Gli organi sessuali femminili vengono modificati dagli estrogeni in vari modi. Quando sono presenti in quantità sufficiente, le

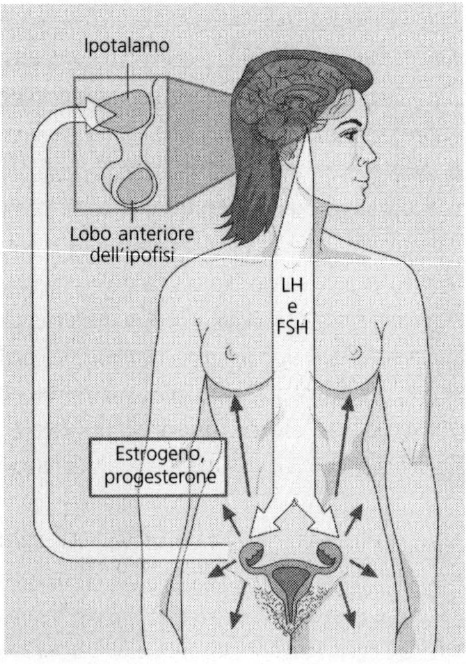

I comandi del cervello stimolano la produzione di ormoni femminili nelle ovaie.

piccole labbra e la vagina risultano più umide, morbide ed elastiche. La produzione di muco, che rendeva morbido l'utero, aumenta. E anche il clitoride risulta meglio irrorato di sangue e quindi più sensibile. Al contempo, gli ormoni influiscono sul cervello, favorendo l'insorgenza del desiderio e della libido – soprattutto se abbinati ad altre sostanze, come testosterone, serotonina e dopamina. Ma se le donne oltre i cinquantacinque o i sessant'anni non provano più grandi pulsioni sessuali, il motivo principale non è tanto la diminuzione delle fantasie erotiche, un tempo così vivaci, bensì è di natura sostanzialmente fisica: l'utero infatti risulta molto più asciutto, e quindi rende dolorosa la penetrazione, un tempo così piacevole. Il che influisce negativamente sull'orgasmo. Cosa fare?

Nessun timore – in un caso simile non dovete assolutamente assumere ormoni. Da quando infatti si è consapevoli dei rischi di tumore al seno o trombosi che si corrono quando si assumono dosaggi ormonali per più di cinque anni, i ginecologi sono molto più cauti nel somministrarli. Ovviamente si può sempre seguire una terapia a base di estrogeni nel caso in cui non sussistano controindicazioni specifiche. Ma non è assolutamente necessaria (v. anche il Capitolo 4: « Medicina maschile – medicina femminile: gli anni del cambiamento e come affrontarli », da p. 79).

Come ottima alternativa potete farvi prescrivere dal medico piccoli ovuli a base di estrogeni, che portano la sostanza direttamente dove serve. In questo modo, attraverso la mucosa uterina penetrano nel sangue solo piccole quantità di questo prodotto, che quindi non ha in pratica alcun influsso al di fuori degli organi sessuali.

Spesso in questo modo diventa inutile utilizzare una crema lubrificante, che comunque può essere una soluzione utile in caso di secchezza vaginale.

Un importante argomento a favore della terapia locale a base di estrogeni è l'effetto che questi hanno anche sul tessuto intorno

Non così focoso!

La scoperta dei farmaci che favoriscono l'erezione ha suscitato, com'è ovvio, grande entusiasmo negli uomini, e anche molte donne hanno vissuto con gratitudine la fine delle difficoltà a letto. Tuttavia non tutte. Quando il pene del partner si risveglia da un letargo durato molti anni e si aspetta di tornare ai ritmi pieni di un tempo, per la donna, che ormai si è abituata ad altri tipi di tenerezza, la cosa può essere un vero e proprio shock. Si deve quindi procedere lentamente e con pazienza, dando alla propria compagna la possibilità di adattare la mente e gli organi sessuali alla nuova situazione.

all'uretra. Chi infatti soffre di una leggera incontinenza può assistere a considerevoli miglioramenti. (Anche se in questi casi è sempre consigliabile fare ginnastica e *aquagym*.)

La sindrome della madre

Se gli uomini preferiscono sentirsi il più a lungo possibile persone complete, nel senso di «veri uomini», le donne tendono invece ad assumere col tempo un ruolo del tutto diverso: tramutandosi da partner a vera e proprio manager della casa e della famiglia, madre e poi nonna. Sostanzialmente un'evoluzione del tutto normale, di natura sia istintiva sia legata ai compiti che la vita ci riserva. Eppure è un'evoluzione non così semplice né priva di problemi. Quanto più spesso la donna viene considerata, tra gli amici, in famiglia, con i figli e i nipoti soprattutto come «la mamma» e «la nonna» – e viene quasi sempre chiamata con questi appellativi – è molto più probabile che si immedesimi anche in tale ruolo, tanto da corrispondere appieno a questa situazione sia esteriormente sia, soprattutto, interiormente. E, fino a qui, nessun problema.

Eppure il rovescio della medaglia esiste, dato che gli altri aspetti dell'essere donna ne risentono. Attenzione, quindi: quando anche per il partner si diventa solo «la mamma», e spesso anche lui vi chiama così, o quando per tutta la famiglia si diventa «la nonna», allora ci si tramuta istantaneamente in un individuo sessualmente neutro. (I figli infatti considerano come una cosa del tutto impensabile che i propri «vecchi» dormano ancora assieme...) E quindi, l'essere influisce sulla consapevolezza e la coscienza del sé, sacrificando il lato erotico di ogni donna alla «sindrome da mamma». Un cambiamento che può anche non essere problematico se entrambi i partner sono pronti ad accettare questa variante della vita di coppia. Ma la cosa diventa pesante quando sussiste un disequilibrio tra i desideri dell'uno e le esigenze dell'altro, che a un dato momento potrebbe anche provocare rotture profonde nel ménage familiare.

Cosa? Mamma e papà dormono ancora insieme? Incredibile!

La sindrome dello specchio

Ricordo ancora quando lessi per la prima volta *L'amante di Lady Chatterley* di D.H. Lawrence, il romanzo erotico per eccellenza degli inizi del XX secolo. Il fatto che l'eroina, con il suo seno cadente e pieno, a forma di pera, e le cosce pesanti e impigrite potesse indurre nel suo amante una passione simile, e che la provasse lei stessa, l'ho sempre considerato una cosa veramente eccezionale. Ormai comunque tutti sappiamo che la bellezza esteriore non funge automaticamente da attrazione sessuale e che le donne più belle non sono sempre anche quelle più erotiche.

Nonostante tutto, è vero comunque che, in modo direttamente proporzionale all'aumento delle rughe, cresce nelle donne anche l'insicurezza, e insieme con il seno inizia a cadere la fiducia nelle proprie possibilità.

Quando queste donne, giunte ai settant'anni, si pongono davanti allo specchio, leggono le tracce del tempo sul proprio corpo e lo paragonano a com'era prima, non solo provano una grande tristezza, ma considerano ormai assolutamente impossibile essere ammirate, desiderate, abbracciate. E quando lo sono allora è meglio che avvenga nella protezione dell'oscurità.

Ma davvero tutte noi vogliamo seni rifatti, ben diritti, pieni e sodi? Vogliamo silicone e altre sostanze sotto le rughe? Sì, lo vogliamo. E sapete perché?

Perché quotidianamente veniamo investite da foto, poster, pubblicità sui giornali e in televisione con seni ben gonfi e visi lisci, considerati come ideali, affascinanti, una promessa di vero successo. Ormai da tempo abbiamo interiorizzato il messaggio dell'industria pubblicitaria, che una possibilità di amore è garantita solo a chi è giovane e soda. Che sciocchezza.

Credo che effettivamente abbiamo bisogno di guardare con occhi nuovi gli individui ultrasessantenni. Una nuova estetica, che non si orienti esclusivamente sulle bellezze della gioventù, bensì sulle caratteristiche naturali, sulla realtà. E poi un uomo anziano e la sua compagna di pari età hanno sì un aspetto diverso, ma non meno attraente, a patto che si riesca a togliersi i paraocchi del culto giovanilistico. Come è consolante pensare che sesso ed erotismo nella vita reale di tutti i giorni ignorano per la gran parte i modelli precostituiti dei media – e li hanno sempre ignorati.

Cosa comporterebbe un nuovo concetto di bellezza per gli individui anziani?

I giochi d'amore in età avanzata

Vorrei citare il filosofo Leopold Rosenmayr, che in una sua ricerca sui mutamenti sociali e sessuali afferma: « [...] Come del resto l'invecchiamento stesso, anche la sessualità in tale processo è influenzabile e organizzabile. Non scorre semplicemente secondo generali regole biologiche. [...] Una migliore conoscenza di sé e del partner può aumentare in misura incredibile le sensazioni intime e l'appagamento reciproco».*

Sebbene sia assodato che il sesso nella terza età non solo viene praticato, ma è anche appagante, vale comunque la pena di rispondere a qualche domanda.

Il sesso può essere pericoloso?

In genere i pazienti affetti da malattie croniche pongono domande su eventuali rischi legati all'attività sessuale. La medicina considera questa tematica sostanzialmente come positiva, soprattutto perché in questo modo il malato può vivere una vita normale nonostante la sua malattia.

Durante l'atto sessuale sono coinvolti soprattutto muscoli, cuore e circolazione sanguigna, oltre alla respirazione. Per questo motivo i **malati di cuore** dovrebbero innanzitutto sottoporsi alla prova dell'ergometro, così da stabilire se riescono a mantenere un risultato di 75 W per alcuni minuti. La pressione sanguigna durante lo sforzo non dovrebbe superare i 190/110, con la somministrazione dei farmaci abitualmente prescritti. Nei pazienti che di recente hanno avuto un infarto cardiaco il medico curante deve decidere fino a che punto possono spingersi. In tutti i casi, i partner sono in genere tanto sensibili da scegliere durante l'atto quelle posizioni che risultano meno faticose. Per i malati di cuore vale comunque la regola: non fare mai sesso a stomaco pieno e nemmeno in condizioni particolari di stress.

I pazienti **colpiti da ictus** hanno in genere difficoltà ad accettare i cambiamenti e i danni che il loro corpo potrebbe aver subito, ma la situazione è facilmente risolvibile con un partner comprensivo.

* Leopold Rosenmayr, *Altern im Lebenslauf*, Verlag Vandenhoeck & Ruprecht, Göttingen-Zürich, 1996.

Dopo un'**operazione nella zona genitale**, per esempio un intervento alla prostata o di asportazione dell'utero, si possono verificare talvolta danni ai nervi della parte, ostacolando in tal modo l'eccitazione e l'orgasmo. In questo caso serve soprattutto molta pazienza: la maggior parte delle volte, infatti, la situazione si risolve da sé.

Ma anche se una malattia non rappresenta un motivo per rinunciare alla sessualità, la scienza ci dimostra che quanto più un individuo – indipendentemente dal sesso – vive in modo sano la propria vecchiaia, tanto maggiori sono le possibilità che egli conduca una vita sessuale attiva e appagante. Per questo motivo vale la pena seguire sin da giovani uno stile di vita sano (v. anche Capitolo 2: « I cinque pilastri della giovinezza », da p. 31).

PS: *la « morte d'amore », cioè un infarto improvviso e letale durante l'atto sessuale, è in genere molto rara, ed è tra l'altro confermato che colpisce più frequentemente gli uomini durante i rapporti extraconiugali che non nel talamo nuziale.*

Capitolo 6

DOBBIAMO RIMANERE BELLI? – POSSIAMO RIMANERE BELLI?

- La cosmetica: apparire belli
- Consigli di bellezza
- I nuovi metodi della chirurgia estetica
- Ma cosa significa effettivamente bellezza?

Non so chi sia stato il primo al mondo a diffondere la falsa notizia che solo i belli sono amati, o che la bellezza e l'amore si influenzano a vicenda. Senza tenere conto, fra l'altro, di quanto siano disparati i vari punti di vista su cosa sia la bellezza.

La vicenda ha avuto inizio nell'antichità: Eris, dea greca della discordia, si presentò a un matrimonio cui presenziavano le altre divinità e a cui lei non era stata invitata. Lanciò verso questo consesso una mela d'oro, su cui era scritto «Alla più bella». La lotta che immediatamente si scatenò tra le dee sarebbe poi stata risolta da Paride, figlio del re di Troia. In effetti, belle lo erano tutte e tre: l'imponente Era, l'astuta Atena e Afrodite, la dea dell'amore. Paride scelse proprio quest'ultima, con conseguenze spaventose, perché quando la dea lo aiutò a rapire la bella Elena scatenò la guerra di Troia. Ma questa è tutta un'altra storia.

Il dato di fatto che a noi interessa è che ancor oggi, sia da un punto di vista sociale, sia da un punto di vista professionale, chi non è sufficientemente attraente viene considerato un outsider. E le donne vivono sicuramente peggio questa discriminazione.

Certo, tutte noi potremmo pensare che è colpa degli uomini, e che dovremmo prima o poi coalizzarci e «fargliela pagare»: ma nonostante queste prese di posizione, la situazione in sé non cambia. Ormai le ragazzine desiderano come regalo per il loro sedicesimo compleanno un intervento per ingrossare il seno o una liposuzione, con la quale pensano di poter perdere i chili in sovrappeso. Persino nel mercato del lavoro a essere discriminati non sono solo gli anziani, ma anche i meno belli. E questa discriminazione colpisce pure il mondo dei manager, dove praticamente non si hanno chance di trovare un impiego se non si è giovani e dinamici, senza rughe e con il ventre piatto.

Siete anche voi vittima della follia di bellezza?

L'industria cosmetica vive un vero boom, e il numero degli studi specializzati in chirurgia estetica si è praticamente triplicato. La qualità dei trattamenti invece no. Le iniezioni di botulino per appianare le rughe si possono fare praticamente ovunque, in certi paesi persino presso alcuni parrucchieri: un'idea davvero sorprendente, se si pensa che dopotutto si tratta di uno dei veleni più potenti a livello nervoso, mentre gli apparecchi laser, con cui è possibile levigare la pelle, e quindi anche le rughe, sono i più gettonati presso i medici.

Non ha molto senso insorgere contro questa follia di giovinezza e bellezza. L'unica domanda che ci si dovrebbe porre è la seguente: come mi posso comportare io dinanzi a questo culto e a queste esigenze?

Apparire belli

La bellezza è un passepartout che serve per aprire tutte le porte.

Possiamo solamente intuire cosa vive una teenager che non corrisponde ai canoni di bellezza oggi in voga. Oppure un adolescente con le orecchie a sventola o il naso grosso. Proprio in fase della crescita in cui si dovrebbero sviluppare la sicurezza di sé e la fiducia nelle proprie capacità, e in cui il ruolo all'interno della propria compagnia di amici dovrebbe essere determinante, sentirsi brutti e inadeguati potrebbe provocare un vero e proprio trauma e rallentare, a volte compromettendolo per sempre, il processo di maturazione. Essere belli non è solo un valore in sé, bensì anche un vero e proprio simbolo: la chiave per appartenere al gruppo.

Pertanto gli psicologi consigliano di correggere per tempo le deviazioni dalla norma più evidenti, così da evitare danni permanenti.

Anche quando si è superato il periodo intenso della pubertà e si è giunti più o meno senza subire danni all'età adulta, troviamo altri motivi di preoccupazione. La crisi successiva arriva sempre: problemi di peso dopo la gravidanza, la pancia prominente di lui, la pelle a buccia d'arancia, e poi le prime rughe, i primi capelli grigi... insomma l'essere umano, a dar retta agli esperti di bellezza, è spaventosamente inadeguato. Per fortuna – secondo il loro punto di vista – non è poi così necessario accontentarsi. E poi passano automaticamente a decantare i loro costosissimi prodotti. Ma ritorneremo dopo sull'argomento.

Bella pelle – nessun problema?

Da sempre l'umanità ha dato valore a una pelle bella, pulita, compatta. Le ricche matrone romane, come Poppea, si facevano il bagno nel latte d'asina, mentre le donne egizie possedevano ricette segrete per ottenere oli e balsami profumati. Persino i primi cristiani preparavano unguenti che erano non solo un simbolo di lusso, ma che venivano usati anche per rituali particolari.

Prima di accompagnare gli amanti della bellezza in una profumeria o in una erboristeria in un viaggio tra i balsami d'oggi, dovete accettare di sottoporvi a un interrogatorio incalzante: non ha infatti alcun senso spendere cifre incredibili in creme e lozioni se poi si fa di tutto per rendere una bella pelle liscia rugosa e sciupata.

I nemici della pelle

- **Fumate?** Allora smettete immediatamente per amore della vostra pelle. Meglio domani che non dopodomani. La nicotina danneggia infatti i sottili capillari sottocutanei e blocca in questo modo l'alimentazione delle cellule e la loro rigenerazione. Inoltre, attraverso il fumo vengono danneggiati i vasi più elastici, che sono invece fondamentali per una bella pelle liscia e turgida.
- **Come vi comportate con i bagni di sole?** Temo che in futuro dovremo sempre più rinunciare alla sensazione meravigliosa dei raggi di sole caldi sulla nostra pelle. Perlomeno, non si dovrebbe mai restare ore intere al sole, soprattutto nelle ore centrali della giornata. Da un lato per via dei pericoli tumorali dovuti ai raggi UVB, dall'altro perché i raggi UVA penetrano negli strati più profondi della pelle e non possono essere fermati, nemmeno dalle creme solari e dai filtri totali più forti che esistano. Questi raggi provocano danni molto estesi negli strati più profondi dell'epidermide, dove scorrono non solo i capillari, ma si rinnovano anche le cellule epidermiche. Quando si danneggia lo strato epidermico basale, le cellule ormai vecchie non possono più essere sostituite. Pertanto, nel tempo la nostra epidermide, in origine così liscia e vellutata, presenta una struttura irregolare, con macchie e cicatrici. È la cheratosi attinica, cioè una lesione cutanea cornea dovuta proprio ai raggi del sole: questa è la definizione dei medici, che parlano anche di « pelle invecchiata e danneggiata dal sole ». Credo che in questo caso altri commenti siano inutili.
- **Bevete a sufficienza?** Prima di cercare in tutti i modi, e spendendo anche molto denaro, di dare alla vostra pelle idratazione dall'esterno, dovreste comunque chiedervi se il vostro corpo deve continuamente ricevere acqua dall'esterno perché non ne ha abbastanza a disposizione attraverso stomaco e intestino. Sollevate un pezzettino di pelle della parte sottostante del braccio con indice e pollice dell'altra ma-

no, quindi lasciatelo andare immediatamente. Il tessuto si distende subito tornando alla posizione iniziale? Nelle persone che hanno deficit idrico, come per esempio negli anziani, la piega che si viene a formare rimane invece più a lungo.

- **Controllate regolarmente la pelle?** Macchie di fegato, voglie, nei, verruche e altre imperfezioni dovute a pigmentazione devono essere osservate con grande attenzione, meglio se da un dermatologo, che potrà riconoscere quali di queste imperfezioni potrebbero evolversi in un melanoma, un tumore della pelle particolarmente maligno. Prima di recarvi quindi in un centro estetico o applicare un prodotto schiarente su questi punti, dovreste assolutamente rivolgervi a uno specialista.

L'affascinante mondo dei cosmetici

Oltrepassate la soglia di una profumeria, e subito vi ritrovate in un mondo fatato. I profumi, gli scaffali scintillanti, dove sono disposti in eleganti espositori rossetti e smalti per unghie, gli specchi, le commesse perfettamente truccate e poi tutti quei nomi pieni di segreti: Trésor, Fahrenheit, Opium, Zen... profumi da mille e una notte, esposti in modo da renderli veramente irresistibili (ma perché l'essere irresistibile deve anche essere tanto costoso?). E poi ecco le confezioni dorate o argentate con le creme per la pelle. Con miele o perle di caviale, olio d'oliva o di palma, aloe e seta: tutte sostanze nobili e pregiate che dovrebbero far scomparire le rughe e far rinascere la nostra pelle stanca. In realtà, sulle confezioni dorate compaiono anche almeno una ventina di altri prodotti chimici che però non si riescono a leggere, tanto sono scritti in piccolo. Probabilmente perché non avevano spazio sufficiente sulla confezione, anche se questa appare già di per sé cinque volte più grande del vasettino che contiene. E poi, sì, anche il prezzo... Ovviamente molto elevato: dopo tutto questa crema contiene anche caviale. E il caviale è caro, lo sanno tutti.

Il settore marketing, cuore e cervello dell'industria cosmetica, è gestito dalle menti più creative, in grado di offrire in modo fantasioso e creativo i propri prodotti. Presentandoli cioè come indispensabili per tutti coloro che vogliono inseguire l'ideale moderno di bellezza, giovinezza e felicità. Indispensabile significa, in questo caso, «comperate». La bellezza si può comperare, la gioventù si può comperare. La felicità anche. Ora, adesso, qui. In questa profumeria... Chi potrebbe resistervi?

Ma cosa fanno veramente le creme costose?

Quando i dermatologi corrugano la fronte

Ma cosa c'è dietro tutte queste promesse? Creme e lozioni possono davvero cancellare le rughe, dare la giusta umidità alla pelle, rigenerare le cellule?

I dermatologi sono in questo caso categorici nel loro giudizio:

- la maggior parte dei prodotti contiene glicerina, che trattiene acqua. Il che garantisce una pelle liscia, perlomeno in superficie, perché un effettivo cambiamento della struttura epidermica non si verifica.
- La rigenerazione delle cellule viene favorita da una buona irrorazione sanguigna, che a sua volta viene attivata da molto movimento e aria fresca. Eventualmente anche con massaggi dolci. Sostanze non ben identificate che possono favorire la nascita delle cellule non possono, e non devono, essere contenute nelle creme.
- Gli ormoni, per esempio estrogeni, possono modificare il contenuto di acqua presente nell'epidermide, e quindi farla apparire più soda e più liscia. Ma anche gli ormoni non possono essere usati nei prodotti cosmetici.
- L'alimentazione delle cellule avviene sempre dall'interno. Il che

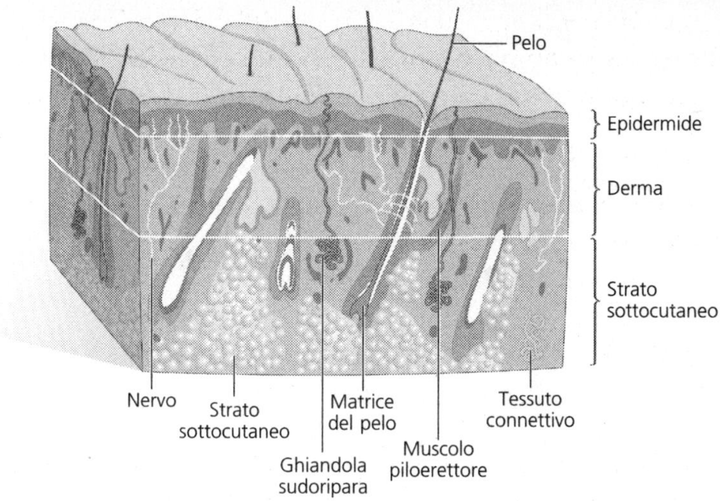

La pelle in sezione. Sole e fumo danneggiano le strutture più sottili degli strati profondi.

significa che la pelle sta molto bene quando seguiamo un'alimentazione ricca di vitamine e povera di prodotti chimici. Un'alimentazione dall'esterno non è invece mai possibile.

- Curate e proteggete la pelle. Con il termine di protezione si intende qui l'applicazione di un prodotto in grado di rendere levigato lo strato corneo esterno, che per via di agenti climatici può essere screpolato e rugoso. In questo caso è effettivamente consigliabile la maggior parte delle creme, meglio se con protezione dai raggi solari. La scelta del prodotto deve essere orientata in primo luogo al tipo di pelle, quindi se è secca, sensibile o grassa. Anche un leggero trucco può rappresentare un'ottima protezione contro vento e agenti atmosferici. La gente che pensa che la cosa migliore da fare per la propria pelle sia non fare proprio nulla, che crede per così dire alla

I cosmetici più costosi non sono necessariamente migliori di quelli economici.

naturalezza assoluta, sottovaluta l'aggressività di sole, vento e sostanze dannose presenti nell'aria. E che i prodotti più costosi non siano necessariamente i migliori è un dato noto a tutti. Si paga infatti anche per la marca e la pubblicità, per la profumazione e la confezione raffinata. E per il piacere di essersi deliziati con qualcosa di prezioso. Il che non è comunque mai da sottovalutare.

Cosa si dovrebbe fare: levigare, limare, incidere, lisciare, tirare o iniettare?

La definizione di medicina estetica non è protetta: intendo dire che ogni medico può tranquillamente praticarla. E anche quando qualcuno può dimostrare di essere effettivamente uno specialista, per esempio un dermatologo, un otorinolaringoiatra, un chirurgo plastico o maxillo-facciale, anche in questo caso dopotutto non spiega molto delle sue capacità di eseguire nel modo più perfetto speciali operazioni di miglioramento estetico. Persino un esperto di lifting facciale non è necessariamente anche un abile chirurgo per un'operazione di miglioramento al seno. La chirurgia plastica è un'arte difficile, che richiede al medico che la pratica straordinarie capacità manuali, abilità psicologica, senso di responsabilità. Il numero di chi non sa, ma vuole guadagnare facilmente, è purtroppo molto elevato. E altrettanto elevata è la percentuale di pazienti delusi. Anche senza arrivare a essere sfigurati o avere complicanze molto gravi. Non esiste la sicurezza al cento per cento contro i cattivi risultati di un intervento di questo genere, anche se chi lo effettua è veramente un esperto. Ma si possono comunque ridurre i rischi al minimo, nel momento in cui non si cade nella rete di imbonitori ma si cercano informazioni serie e sicure. Come farlo, verrà spiegato nelle pagine seguenti

I chirurghi plastici devono essere anche degli artisti – ma purtroppo non sempre lo sono.

(vedi p. 140). Qui invece tratteremo di interventi più «innocui», cioè che riguardano i mutamenti dello strato superiore della pelle.

I processi di invecchiamento si verificano in particolare nello strato più profondo della pelle, dove si trovano i vasi più elastici, le ghiandole sudoripare e quelle sebacee. L'invecchiamento, come in tutto il corpo, dipende da una diminuzione della capacità di sostituire le cellule vecchie con altre nuove, nonché di riparare le zone che risultano danneggiate. Quanto risulta visibile dall'esterno, e preoccupa molti, è l'assottigliamento dello spessore epidermico che rende lo strato superficiale della pelle liscio e sodo. E naturalmente anche le celebri rughe, che in realtà si formano anche quando siamo giovani o bambini, nel momento in cui si cambia l'espressione del viso attraverso la muscolatura, ma che, quando la pelle risulta meno tonica ed elastica, non vengono più cancellate. Ovviamente non è possibile riparare lo strato sottocutaneo o il derma della pelle, ma si possono comunque migliorare le caratteristiche e lo stato dell'epidermide, riempire o levigare le rughe. Con uno dei procedimenti spiegati di seguito.

Dermoabrasione

L'eliminazione dello strato superficiale della pelle viene per lo più eseguita con una fresa al diamante. La capacità del nostro corpo di autorigenerarsi, che viene attivata nel caso di ferite e lesioni, riceve così il messaggio di focalizzarsi sul viso, cercando di chiudere le «ferite» prodotte attraverso la stimolazione della crescita cellulare. In questo modo si forma dapprima una crosta che cade poi nel giro di otto-dieci giorni. Sotto di questa, si è nel frattempo rinnovato lo strato di superficie della pelle, e quindi non sono più visibili rughette e irregolarità.

Problemi: la nuova pelle rimane per settimane intere arrossata (in alcuni casi anche per mesi) ed è molto sensibile. Non si può stare a lungo al sole, anche se si utilizzano filtri solari. Inoltre possono formarsi cicatrici per interventi troppo profondi o eventuali infezioni.

Peeling

L'eliminazione dello strato superficiale della pelle attraverso le sostanze chimiche – la più utilizzata è l'acido glicolico – è paragonabile alla dermoabrasione, ma in questo caso si tratta di un intervento di incisione. In base alla concentrazione dell'acido, le ferite sulla pelle – perché in realtà si tratta di vere e proprie ferite – possono essere superficiali o interessare una zona più profonda. Il successo si raggiunge quando si riescono ad allontanare gli strati superficiali cheratinizzati e a stimolare la crescita nei punti più profondi. In questo modo si dovrebbe avere una diminuzione delle rughette, e quindi lo strato superficiale dell'epidermide dovrebbe apparire liscio e levigato. Un peeling non dannoso, con una concentrazione minore di prodotti chimici, viene proposto anche negli istituti di bellezza.

Problemi: formazione di squame, prurito e irritazioni. L'arrossamento della pelle «nuova» può durare anche molti mesi. Importante: non bisogna mettersi al sole per almeno quattro mesi, altrimenti si possono formare macchie brune o persino cicatrici.

Skin resurfacing con il laser

Sui trattamenti laser vengono in genere riposte molte aspettative. Fondamentalmente, il metodo si distingue, ma non molto, da dermoabrasione o peeling glicogeno. In questo caso, l'eliminazione dello strato epidermico di superficie avviene vaporizzando le cellule. Con il raggio laser, per lo più un cosiddetto laser CO_2, si può lavorare su aree ben determinate, a patto, ovviamente, che si sappia utilizzare bene il metodo. Chi invece non lo conosce a fondo può provocare danni anche molto gravi. Al contempo la pelle si tende, dato che con il calore le fibre di collagene hanno la tendenza a «infeltrirsi». Questo metodo è particolarmente adatto per il trattamento delle rughette intorno a occhi e labbra. Danni da sole, cicatrici o tracce di tatuaggi possono essere cancellati con il laser.

Problemi: il trattamento di tutto il viso è un intervento di vasta portata che richiede l'anestesia totale; se viene effettuato in zone più ristrette basta in genere un'anestesia locale. La pelle dopo il trattamento appare come un'unica ferita e rimane per un certo lasso di tempo sensibile e predisposta alle infezioni. Per alcuni mesi rimane arrossata. È assolutamente indispensabile proteggerla dal sole, dato che altrimenti potrebbero verificarsi problemi di pigmentazione, in particolare negli individui con la pelle olivastra.

Trattamento speciale delle rughe

Ed ecco ancora una volta le rughe. Non riesco a capire il motivo per cui le donne disprezzano tanto quei loro segni dovuti all'aver vissuto, all'aver riso, all'essersi arrabbiate o impegnate. E adesso anche gli uomini iniziano a seguirle a ruota, credendo di non poter essere più accettati nella società se sopra il loro corpo ormai vissuto non portano un bel faccino da bambini.

Vi sono due procedimenti diversi per far scomparire le rughe: iniezioni di diverse sostanze biologiche oppure una specie di «stiratura» dovuta a una paralisi parziale della muscolatura del viso.

- Il **collagene** viene da anni utilizzato per riempire le rughe, aumentare le dimensioni delle labbra o gonfiare le guance. Lo si ricava dalla pelle di bovini americani, garantiti immuni da BSE, ed è talvolta rafforzato da perline di acido saccarico e lattico. In questo modo l'effetto dovrebbe durare più a lungo rispetto agli abituali 6-8 mesi. Molto importante è sottoporsi a un test di sensibilizzazione una settimana prima per verificare eventuali allergie alla sostanza.

- Il **proprio grasso**, preso dai «depositi» su ventre o natiche, ha il vantaggio di un'ottima tollerabilità, ma anche lo svantaggio di venire velocemente consumato, con l'ovvio ricorso obbligatorio a un nuovo trattamento.
- L'**acido ialuronico** è apprezzato da molti chirurghi estetici. Viene usato come il collagene e si presta a riempire guance, alzare gli zigomi o aumentare il volume delle labbra. Ha un'ottima tollerabilità. L'effetto perdura per circa 6-9 mesi.
- **Il botulino** (o neurotossina botulinica A) è al momento il più gettonato tra i metodi per eliminare le rughe. Il boom è tale che i medici più seri esortano insistentemente a non lasciare questo prodotto in mani non qualificate. Si tratta di un veleno molto efficace, prodotto da un batterio, il *Clostridium botulinum*, che in passato provocava spesso avvelenamenti mortali attraverso carne o verdure mal conservate. Il veleno blocca il trasferimento degli impulsi nervosi ai muscoli e provoca in questo modo gravi paralisi, come per esempio quella della muscolatura respiratoria. Un centesimo di milligrammo nel cibo o tre millesimi di microgrammo nella circolazione sanguigna hanno già esiti letali. Nel frattempo, i medici hanno imparato a bloccare la sostanza pericolosa, cioè a impiegarla in dosi minime dove i muscoli contratti devono essere rilassati. Anche un'eccessiva sudorazione può essere trattata con successo ricorrendo a iniezioni di botulino.

Ma torniamo alle rughe: i risultati migliori si ottengono nel trattamento delle piccole rughe sopra il naso, delle rughe trasversali sulla fronte e delle rughe tra naso e angoli della bocca. Quando vengono paralizzati i muscoli della parte, il viso appare più liscio e assume un'espressione più allegra, sostengono gli esperti. Tuttavia, non si può più corrugare la fronte e anche altre possibilità di espressione del volto sono limitate. Quando, dopo circa cinque mesi, la mimica facciale è perfettamente ripristinata, tornano anche le rughe e l'operazione deve essere ripetuta. In mani sbagliate, le iniezioni di botulino possono provocare paralisi delle palpebre o delle sopracciglia: chi ne è colpito vede spesso un'immagine doppia oppure soffre di eccessiva secchezza dell'occhio.

In caso di rughe più profonde, soprattutto su guance, mento e collo, si ottengono risultati soddisfacenti soltanto attraverso un intervento chirurgico.

QUANDO LA BELLEZZA DIVENTA DOLORE: CON SCALPELLO E ASPIRATORE

I motivi alla base del costante aumento di interventi di chirurgia estetica risiedono non solo nella tendenza verso la perfezione esteriore, ma anche nei metodi sempre migliori e nella sicurezza delle tecniche operatorie e anestetiche. Ma ogni operazione e ogni anestesia sono sempre legate a un fattore di rischio, un dato di fatto che il medico curante deve assolutamente chiarire alla propria paziente. Il rischio rimanda a pericoli sostanziali durante l'anestesia, come incidenti cardiocircolatori, ma anche a danni nel corso della guarigione della ferita, per via di infezioni o incisioni sbagliate. Fumatori e diabetici sono più a rischio.

Vi illustriamo ora le principali tra le molte tecniche possibili che oggigiorno abbiamo a disposizione per perfezionare corpo e volto e ridurre i segni del tempo.

Lifting facciale

Si tratta di tendere, attraverso un'operazione chirurgica, i contorni del viso; è uno dei metodi più antichi e consolidati per ridurre guance cadenti, collo rugoso, borse sotto gli occhi. Ma quanto prima veniva effettuato con incisioni molto estese dietro l'attac-

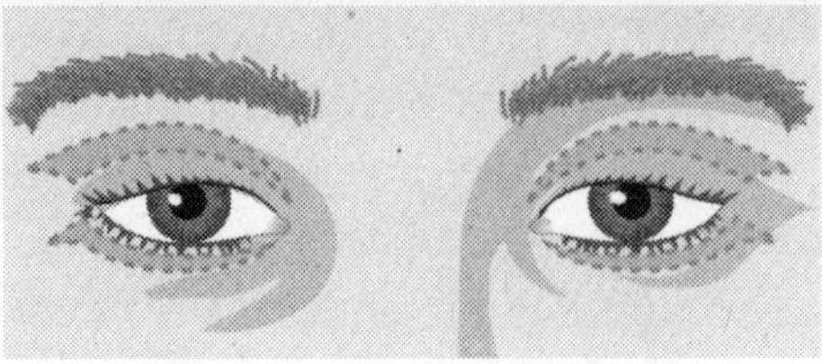

Incisione per correggere le palpebre.

catura dei capelli, ora viene per lo più eseguito con una combinazione di piccoli tagli su o dietro l'orecchio (talvolta anche sul mento) e incisioni a piccoli fori (soprattutto sulla fronte). Durante l'operazione non si può semplicemente tirare indietro, o verso l'alto, la pelle per poi legarla, ma si deve anche staccare con attenzione lo strato epidermico dal tessuto sottocutaneo. Poi si eliminano le parti eccessive di pelle, tagliando in genere anche un'area del tessuto connettivo sottocutaneo. Quindi entrambi gli strati vengono riuniti, cioè incollati con un prodotto apposito, e poi cuciti. Detta così l'operazione sembra molto semplice, e invece è decisamente complessa, dato che il chirurgo non deve assolutamente ferire alcun nervo importante, né provocare ingenti emorragie (che rallenterebbero o pregiudicherebbero la guarigione) e deve anche fare in modo che le ferite possano guarire senza grande tensione, altrimenti si formerebbero cicatrici evidenti. Ma soprattutto deve riuscire a ridisegnare il contorno del volto nel modo più naturale possibile. A tale scopo le guance vengono spesso gonfiate con uno strato di grasso, si aspira del grasso dal mento o si correggono le palpebre: alla fantasia dello «scultore» non si pongono limiti di sorta.

Un lifting facciale perfettamente riuscito non deve vedersi. Chi vi si sottopone deve solo apparire migliorato.

Ovviamente si possono anche correggere solo parti del volto, cioè palpebre, mento o guance. Proprio il lifting delle palpebre è tra gli interventi di chirurgia estetica più frequenti.

Lifting con fili d'oro o di gore-tex

Secondo un altro metodo, sotto la pelle si dispongono sottili fili di gore-tex o d'oro, con cui si tendono e si tirano le strutture del volto. L'organismo poi sente questi fili come presenze estranee e vi avvolge intorno del tessuto connettivo. Il gore-tex può tuttavia provocare reazioni allergiche; in questo caso lo si deve eliminare sottoponendo il paziente a un'altra operazione.

Liposuzione

Certo, la cosa suona decisamente affascinante: niente più diete, né sguardi disperati e vogliosi verso il banco dei gelati, nessuna rabbia perché i pantaloni appena acquistati già tirano...

Ci si sdraia semplicemente sul lettino del chirurgo estetico, e quando poi ci si rialza la pancia non c'è più, il sedere è di nuovo sodo e rotondo. E spesso persino le nostre cosce sono simili a quelle che avevamo vent'anni prima.

Dovrebbe essere così, e invece non lo è per nulla: i medici più scrupolosi, infatti, dovrebbero sottoporre al paziente un paio di semplici regole:

Aspirare il grasso ha senso solo se la pancia risulta ancora ben soda e non come un grembiulino ripiegato verso il basso. In questo caso infatti si richiede un intervento ricostruttivo della struttura interna portante del ventre. Quanto più il paziente o la paziente sono giovani, tanto più facilmente la pelle si adatterà, essendo più elastica, ai nuovi contorni.

- Masse imponenti di pancia non si adattano a questa procedura, più indicata per problemi localizzati, come cuscinetti sui fianchi, pancetta o accumuli sulle cosce.
- La liposuzione cela anche qualche pericolo. Non si correrà il rischio di brutte cicatrici se l'operazione avviene in un buon istituto che utilizzi le tecniche più innovative. Si cerca inoltre

di limitare le infezioni sottoponendo per sei-otto giorni il paziente a terapia antibiotica. Ma questa non è assolutamente una valida garanzia contro le infezioni. I problemi maggiori sono infatti dati dall'anestesia, o meglio, più precisamente, dalla grande quantità di sedativo che viene somministrato durante l'anestesia (vedi sotto). I pazienti che hanno già avuto una trombosi e un'embolia non dovrebbero assolutamente sottoporsi a liposuzione, in quanto possono sempre insorgere pericoli anche gravi di trombosi venosa. Un altro rischio, specie quando si devono aspirare grandi quantità, è rappresentato dall'effetto del sedativo su pressione sanguigna e battito cardiaco, causa in passato di diversi decessi. Per questo motivo, l'operazione andrebbe eseguita solo su individui perfettamente sani.

Si fa così:
Oggigiorno si sceglie come metodo di elezione per la liposuzione una tecnica di tumescenza e anestesia locale. In pratica, si iniettano sottocute alcuni litri di soluzione salina anallergica. Nel liquido sono stati sciolti anche un anestetico locale e un farmaco vasocostrittore. Dopo un certo lasso di tempo si aspira con cannule sottili il tessuto adiposo gonfiatosi. I dolori postoperatori vengono descritti in vario modo, ma in tutti i casi per alcune settimane si deve indossare un busto stretto. Esercizi di ginnastica iniziati dopo circa due settimane dall'intervento migliorano il risultato.

Correzioni del seno

Considerare brutto il proprio seno può arrecare problemi molto gravi a una donna, e poco importa se effettivamente il seno è veramente brutto o venga semplicemente percepito come tale. Una diciottenne non si lascerà mai convincere che il proprio piccolo seno è meraviglioso se vedrà le sue amiche mostrare orgogliose seni prosperosi e godere dello sguardo ammirato degli amici. E anche l'argomentazione che un seno grosso tende a invecchiare e avvizzire prima, mentre il suo, piccolo e sodo, rimarrà sempre affascinante, non la interessa nemmeno per un secondo.

Il seno è paziente: gli si può fare proprio di tutto.

Anche donne più mature si sentono meno sicure con un seno non più perfetto, dato che si tratta di una parte di grande attrattiva erotica, che nell'amore ha un ruolo molto importante.

• Mastoplastica per tendere il seno

La maggior parte dei chirurghi pratica un taglio «ad àncora», cioè un'incisione arcuata nella piega sotto il seno, una in verticale fino al capezzolo e una circolare intorno all'areola. In questo modo si può facilmente eliminare la pelle in eccesso, tendere verso l'alto i capezzoli attraverso un nuovo foro nella pelle e poi ricucire il tutto rendendolo liscio e levigato. Ovviamente le cicatrici sono visibili, ma scompaiono dopo qualche mese.

• Mastoplastica riduttiva

Nel caso di seni particolarmente pesanti, le donne si lamentano non solo per l'aspetto estetico, ma anche per forti dolori di schiena. Le correzioni chirurgiche sono spesso necessarie anche per motivi medici (e in questi casi vengono anche coperti dal servizio sanitario nazionale). Il procedimento è simile alla mastoplastica

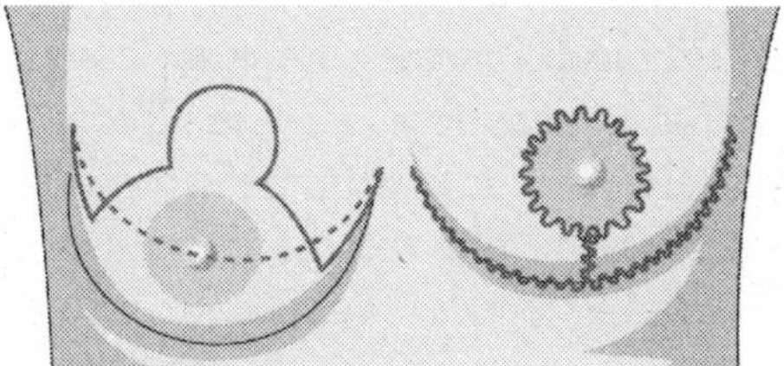

Come tendere il seno: si asporta una sezione di pelle a forma di mezzaluna, quindi si sposta in alto l'areola.

illustrata in precedenza, ma in questo caso il chirurgo non asporta solo la pelle, bensì anche il grasso e il tessuto ghiandolare. Un'operazione ben riuscita deve dare come risultato un seno perfettamente simmetrico. Negli ultimi tempi si è iniziato a ricorrere anche in questo caso al metodo della liposuzione, e con risultati decisamente buoni, anche se non è facile dare la forma corretta al seno.

• Mastoplastica additiva

La possibilità di utilizzare il proprio tessuto per aumentare il volume del seno suona bene, ma in realtà non è sempre la soluzione ideale. In questo caso, si utilizza tessuto della pancia o del sedere, lasciando tuttavia cicatrici piuttosto visibili. Oppure si impiega tessuto adiposo aspirato da altre parti, con il problema che il nuovo tessuto inserito nel seno si sciolga con il passare del tempo oppure si formino calcificazioni. Con la mammografia si riesce comunque a riscontrare la minima traccia di calcificazione, nonché a riconoscere per tempo l'insorgenza di una forma tumorale.

Eseguite assolutamente una mammografia prima di un'operazione al seno per escludere una formazione tumorale.

Per questi motivi, i chirurghi estetici prediligono in genere il «vecchio» inserimento di cuscinetti di silicone, che vengono applicati con piccole incisioni sotto il seno o sotto l'ascella, infilati tra muscoli e ghiandole mammarie e quindi fissati. Il timore che l'inserimento di silicone possa provocare gravi danni alla salute è stato completamente eliminato, ma può sempre verificarsi che l'organismo circondi il corpo estraneo con una fibrosi, cioè una formazione eccessiva di tessuto fibroso e rigido: in questo caso il seno appare così duro e innaturale che si deve ricorrere all'asportazione della protesi.

Trapianto dei capelli

Quello che per la donna è il seno cadente, per gli uomini è la perdita di capelli, o alopecia. Entrambi riducono il fascino e la sicurezza di sé. Per decenni, l'industria farmaceutica ha intrapreso grandi sforzi per scoprire il farmaco che potesse fermare la naturale perdita androgenetica dei capelli, soprattutto su tempie e fronte. Tra le cure proposte ora in commercio ve ne sono alcune a base di minoxidil, una lozione da applicare sulla cute, che dovrebbe ritardare la perdita dei capelli, o di finasterid, un prodotto che in realtà serve per contrastare l'ingrossamento della prostata, ma che avrebbe effetti contro la perdita dei capelli, anche se persino i produttori stessi preferiscono usare toni sommessi nel proporlo, dato che «... un effetto per contrastare la caduta dei capelli non è stato ancora dimostrato». Per contro, tra gli effetti collaterali vi sono problemi di erezione e diminuzione della libido.

Quindi scordatevelo.

Comunque i chirurghi estetici hanno ideato un metodo elegante per aiutare l'uomo preoccupato per la fronte troppo alta: prendono dalla parte posteriore della testa, dove i capelli sono ancora folti, un lembo di cute con i capelli corrispondenti insieme al loro bulbo, dividono la striscia in piccoli pezzettini con 2-4 capelli l'uno e li impiantano in minuscoli fori o ferite distribuiti irregolarmente nella parte calva. Esattamente come un giardiniere distribuisce bulbi di crocus in una aiuola. (Tra l'altro, le zone prive di capelli nella parte posteriore della testa si colmano velocemente.) Se l'operazione è stata eseguita in modo corretto la maggior parte delle radici viene impiantata e l'effetto finale è del tutto naturale. Dopo quattro o cinque mesi si può passare a impiantare un'altra parte. Ma fate comunque molta attenzione: l'intero procedimento richiede molto tempo, ed è relativamente costoso.

Inoltre i capelli appena impiantati, dato che provengono da un'altra parte della testa, non sono così sensibili verso gli ormoni maschili che sono riusciti a distruggere senza pietà i capelli preesistenti.

Parliamo di prezzi e altri problemi

Ma quanto costano tutte queste operazioni per essere più belli? E dove trovare un esperto davvero bravo? Da queste due domande dipende per molti la decisione se tentare una correzione complessiva del proprio aspetto oppure no.

Effettivamente le indicazioni di prezzo variano molto da un esperto all'altro. E credo che i professionisti meno seri valutino freddamente le possibilità finanziarie dei propri clienti prima di pronunciarsi su una parcella. Ovviamente nel corso di un trattamento possono pur sempre verificarsi dei cambiamenti che costringono a rivedere il precedente accordo finanziario. Pertanto è senz'altro opportuno valutare preventivamente anche eventuali correzioni ulteriori che si rendono necessarie «in corso d'opera».

E ricordate comunque che i medici più costosi non sono necessariamente anche i più bravi. Per quanto riguarda le iniezioni di botulino, basta rivolgersi a un bravo neurologo, che in genere è molto abile nel trattare questa sostanza, oppure a un dermatologo di fiducia. Ma per gli interventi maggiori la cosa si fa più complessa. In questo caso, infatti, dovete assolutamente trovare un chirurgo estetico serio, preparato, esperto, responsabile e con cui possiate entrare subito in sintonia. Evitate sempre coloro i quali si pubblicizzano con annunci illustrati e roboanti. Sentite il parere di amici e conoscenti. Spesso non si riesce nemmeno a immaginare quante persone abbiano già fatto esperienze simili, e anche le associazioni che raccolgono esperti in materia possono essere di grande aiuto, così come un bravo medico o un dermatologo potranno consigliarvi al meglio. In questo modo dovreste riuscire a ottenere un elenco di medici che hanno per lo meno una preparazione molto solida. Di più tuttavia non verrete a sapere. Per questo motivo vi proponiamo una breve serie di domande che dovreste porre senza alcun imbarazzo durante il primo incontro con chi è destinato a restituirvi la bellezza perduta.

Domande al vostro chirurgo plastico

- **Preparazione?** Dopo la laurea in medicina e la specializzazione in chirurgia plastica, oppure in dermatologia o in chirurgia maxillo-facciale ha frequentato un master in chirurgia estetica? Se sì, dove?
- **Quante operazioni** come quella che avete programmato ha già eseguito? Quante all'anno? È forse un intervento in cui è particolarmente esperto? È l'unico?
- **Come considera le vostre possibilità di ottenere** il risultato voluto con l'intervento progettato? Fate attenzione a quando cerca di convincervi sorridendo sul futuro successo, senza avere attentamente studiato la vostra pelle e il tessuto, né avervi chiesto di eventuali malattie e del consumo di alcol e sigarette.
- **Come valuta rischi e complicanze?**
  Ne parla spesso? In modo chiaro? Oppure cerca di sminuire la cosa considerandola « totalmente improbabile »?
- **Si interessa dei motivi** che vi hanno spinti a recarvi da un chirurgo estetico? Valuta anche la possibilità di lasciare le cose così come stanno, soprattutto se avete aspettative eccessive oppure sussiste un rischio grave?

Attenzione: non proseguite se il dialogo che avete avuto non vi sembra soddisfacente. È meglio conoscere prima il parere di un altro esperto.

Ma siete belli comunque!

Spero di non avervi fatto venire troppa paura con i dettagli e i problemi forniti in queste pagine sulla chirurgia plastica. Perché certamente vi sono molti medici che sanno agire benissimo in questo settore. Le correzioni estetiche sono in molti casi utili: il tredicenne con le orecchie a sventola che prima dell'intervento non aveva mai osato rivolgere la parola a una ragazza perché temeva di essere preso in giro. Oppure la ragazza di diciannove anni con il naso con la gobba, che pensava di dover rinunciare a una carriera da modella nonostante una figura da sogno. E la giovane madre, che ha coraggiosamente allattato tre figli e ora vorrebbe ritrovare il fascino del proprio seno. O ancora l'attore che trema dinanzi a ogni primo piano perché sa quanto sia impietosa la cinepresa nel mostrare le sue rughe. E certamente anche tutte le persone anziane hanno ben diritto a migliorare il proprio aspetto estetico, quando in questo modo sono sicuri di avere più gioie dalla vita o una migliore posizione lavorativa.

Certo: capacità professionali e aspetto esteriore. Chiedete un po' in giro, soprattutto nelle grandi aziende, che genere di qualità è richiesto alle donne che vogliono raggiungere le posizioni più elevate. Un'aspirante non più giovane, forse un po' appesantita e con i capelli grigi non ha ovviamente alcuna possibilità. Anche quando è tre volte più intelligente, cinque volte più competente e dieci volte più brava di qualsiasi concorrente maschio (del quale tra l'altro ormai si richiede che sia dinamico e in forma). Spesso ufficialmente si ammette che i manager che occupano le posizioni più elevate sono come biglietti da visita di quella società. In verità, vale sempre il binomio ormai da tempo interiorizzato: giovane e bello = successo. E questa tendenza influisce sempre più sulla scelta del personale, anche a livelli meno elevati. Pertanto non dovrebbe affatto sorprendere il boom dei centri e degli studi di medicina estetica, dei centri fitness che si sono specializzati nel « body-shaping », ormai addirittura costretti a prolungare i tempi di apertura.

Eppure ci sono molte persone, come me, che non vogliono sapere nulla di quel chiacchiericcio su ringiovanimento e miglioramento estetico. Per lo meno non di tutti quei metodi chirurgici che richiedono gran dispendio di sangue. Persone che non hanno alcuna voglia di sottoporsi a un lifting per avere ancora la pelle liscia, ma al contempo non sembrare più come prima. Alle quali le rughe dovute alla vita e alle preoccupazioni o alla rabbia piacciono, e sono considerate segnali per gli altri: attenzione, non sono così morbido come forse voi credete. E che hanno deciso di accettare il loro viso così com'è, specchio di tutti gli anni di idee, gioie, pene e vita vissuta.

Siate superiori! Non dovete certamente essere perfetti per essere anche felici.

Molte di queste persone hanno forse ereditato dai genitori geni amici, tanto che all'età di sessanta o settant'anni appaiono ancora in perfetta forma e giovani. Altri invece non hanno i mezzi per pagare le cifre astronomiche richieste per questo genere di operazioni. E altri ancora conducono una vita così interessante, così piena, che non hanno tempo, veramente, per farsi spianare le rughe. Sono i più felici, che rimangono rilassati anche quando il loro aspetto esteriore non è più come prima. E che non vogliono assoggettarsi a questa follia di perfezione che lo spirito del tempo parrebbe voler dettare loro.

Per tutti gli interessati ho comunque un paio di consigli, su come si possa cercare di mantenere il più a lungo possibile un aspetto esteriore gradevole in modo economico e indolore.

I miei personali consigli di bellezza

1. **Modificate la luce nella stanza da bagno.** Quando vi guardate allo specchio, non vorrete certamente avere l'aspetto di Frankenstein. La luce morbida e soffusa aiuta a mantenere un

aspetto attraente anche dopo aver fatto le ore piccole. E la cosa è importante.
Dopo avere soggiornato in centinaia di hotel posso consigliarvi come luce ideale di tenere una lampada a sinistra e una a destra dello specchio, all'incirca 50 cm più in alto rispetto agli occhi. I migliori corpi luce sono rotondi o ovali, di vetro incolore, lavorati in modo da decorare la superficie con piccole gocce o macchie, che frammentano la luce dando un effetto favoloso.
Lo chiamate un trucco? E preferite forse vedere dinanzi a voi la cruda realtà riflessa negli occhi stanchi? Ma andiamo: il buon umore che un'immagine più rilassante di voi allo specchio vi può garantire rende più belli di una dozzina di maschere di bellezza.

2. **Anche se avete fretta al mattino, lavatevi i capelli.** Almeno ogni due giorni. Nulla vi solleva lo spirito, e solleva quello delle persone che incontrate, quanto capelli morbidi, leggeri, lucenti. Ovviamente dovete di tanto in tanto spendere del denaro da un parrucchiere davvero bravo, il quale non solo deve fare un taglio, e forse una permanente, che « possano durare il più a lungo possibile », ma anche fare di tutto per dare il giusto valore alla bellezza dei vostri capelli. E questo vale per tutti, dai trenta fino ai settant'anni.
3. **Anche se alla sera siete molto stanchi pulitevi la pelle del viso.** E a fondo, con un detergente morbido e quindi molta acqua fredda. Le sostanze dannose che durante il giorno si insediano nei pori sottili dell'epidermide devono essere assolutamente allontanate. Quindi usate una buona crema per il corpo, in base al tipo di pelle.
4. **Osservate il vostro viso e decidete un particolare che vi piace molto.** In genere si tratta degli occhi o della bocca. Cercate sempre di enfatizzare al massimo questa parte, magari creando per gli occhi interessanti effetti di luce-ombra con un bell'ombretto. (Un ottimo esempio fu Greta Garbo, che nella

piega della palpebra superiore tracciava righe tanto scure che gli occhi parevano brillare da cavità misteriose.) Se invece è la bocca l'elemento del volto che vi piace di più, attirate l'attenzione su questa parte con una matita raffinata, colori arditi e lucidalabbra. In tutti i casi, non evidenziate mai insieme occhi e labbra: dà un'aria poco elegante.

5. **Abituatevi a fare docce caldo-fredde.** Non c'è nulla di meglio per risvegliarci di una doccia simile al mattino presto, dove dovreste apprezzare sì a lungo la parte calda, ma anche non relegare solo qualche secondo a quella fredda. Non usate gel doccia, che seccano troppo la pelle. Tenete sempre per ultima l'acqua fredda, asciugate bene e stendete una buona lozione. Eccellente per il sistema immunitario, tanto da sostituire quasi la sauna.
6. **Fate qualcosa per le vene.** Abituatevi, soprattutto se portate volentieri i pantaloni, a indossare calze contenitive. (Ma non d'estate, perché farebbe troppo caldo.) Bastano in genere quelle che arrivano appena sopra il ginocchio. Le marche migliori si riconoscono dal fatto che non tagliano la pelle. Quando rimanete attive tutto il giorno, state molto in piedi o sedute, queste calze favoriscono il flusso del sangue venoso verso l'alto. In questo modo si evitano gambe pesanti e gonfie e vene varicose, e inoltre si mantiene più a lungo la parte snella.
7. **Il consiglio numero sette lo conoscete già:** molto movimento, alimentazione sana e ricca di vitamine, niente fumo, bere molta acqua e poco alcol.
8. **L'amore fa belli, non ci sono dubbi in proposito.** Ma dato che non sempre si ha a disposizione quello che serve, dovreste abituarvi a trovare appagamento da sole. Questa forma di dedizione personale è sempre a disposizione e aiuta nell'aspetto esteriore tanto quanto l'essere appagata da un amante.

Capitolo 7

IL BENESSERE TRA PIACERE E AFFARI: L'ONDA MORBIDA PORTA DAVVERO QUELLO CHE PROMETTE?

- Dall'ayurveda allo yoga
- Vivere tranquilli nella frenesia della vita quotidiana
- A quale tipologia di benessere appartenete?

Ormai da più di un'ora mi trovo sotto un lenzuolo morbido in uno spazio buio. Con gli occhi chiusi, circondata da aromi di incenso e rose, si sente il monotono dindon delle campane tibetane, il che automaticamente significa che il silenzio è assoluto. Ci si sente come sprofondati, sospesi in una sorta di nirvana, e a malapena si percepiscono le mani delicate della *fee* che sta eseguendo il massaggio da un'eternità, e ora impasta e distende i muscoli del piede sinistro, di nuovo e in modo sempre diverso, ormai da dieci minuti. Un solo desiderio si forma nella mente altrimenti disconnessa: speriamo che non smetta mai.

E quando invece smette, dopo circa due ore, si ha la sensazione di essere effettivamente diventati una persona migliore.

Questa è stata fino a ora la mia unica esperienza personale in un centro di benessere. In un piccolo hotel sulla costa occidentale del Messico, dove alcuni amici mi avevano invitato per un lungo fine settimana.

Lo so, potreste pensare che avrei anche potuto farlo a casa mia. Da qualche anno questi centri nascono come funghi, in particolare in hotel che in questo modo si vogliono fare una nuova cerchia di clienti: l'onda morbida del sentirsi bene si è ormai tramutata in una vera e propria marea. Esercizi per distendersi, aromaterapia, massaggi, qigong, peeling del corpo, e ancora diete, meditazione, talassoterapia... non c'è proprio nulla che non venga offerto per quanto riguarda i trattamenti che dovrebbero aiutarci ad allontanare per ore o giorni interi le arrabbiature quotidiane. A questi si aggiunge un numero incredibile di polveri e oli, tè benefici, maschere e aromi che dovrebbero poi permettere di portare il benessere conquistato anche nella sfera domestica. Tutto sommato, un business di proporzioni enormi, che sicuramente vale la pena per chi ne offre i prodotti e i servizi. E per i fruitori?

Vivere tranquilli nella frenesia della vita quotidiana

Non deve certamente essere un caso che la nuova moda del wellness sia giunta in un momento storico in cui i rapporti interpersonali procedono spesso a gomitate, dove l'atmosfera sul luogo di lavoro è sempre più caratterizzata da ansia di prestazioni e mobbing. Così per molti sono scomparsi il benessere e l'allegria della quotidianità, e le frustrazioni sono divenute la compagnia più abituale. L'industria del benessere, con le sue promesse di armonia e relax, pare essere in grado di fornire l'aiuto migliore per rilassare lo spirito.

«Il wellness», afferma un opinionista di costume sociale, «si compone per il 90% di affari e per il 10% di goffaggine delle persone. Soprattutto le donne credono di poter fermare per qualche minuto la loro quotidianità fatta di carichi di lavoro e stress familiare solo quando vengono asperse di olio ayurvedico.»

Ma è veramente così?

Lo stress buono e lo stress cattivo

Lo stress può essere pericoloso.

Non vi sono dubbi, dobbiamo assolutamente fare qualcosa per combattere lo stress cronico, perché altrimenti potrebbe farci ammalare. Non lo stress positivo, uno stress che sperimentiamo quando ci troviamo dinanzi una montagna di compiti, ma siamo comunque convinti di poter superare il momento grazie alle nostre energie e alla nostra esperienza. Lo stress «buono» è quindi il motore per migliorare le nostre capacità, che ci permettono di tenere sotto controllo una situazione.

Aiuto! Come riesco a far convivere casa e lavoro?

Lo stress «negativo» per contro si definisce attraverso una sensazione di impotenza. Quando si vive in uno stato di tensione continua, senza vedere alcuna possibilità di poter raddrizzare le cose con le proprie forze, quando, in altre parole, la situazione ci appare senza via di uscita, allora a tendersi non è tanto l'anima, ma anche il corpo. Una pressione simile si ha per esempio in un caso di mobbing, sul luogo di lavoro oppure quando si teme di essere licenziati. È stato tra l'altro dimostrato che lo stress nergativo colpisce in particolare le donne, che si sentono costrette a dividersi tra asilo e scuola, luogo di lavoro e spesa e poi ancora asilo e scuola, casa e marito, e Dio solo sa che altro ancora...

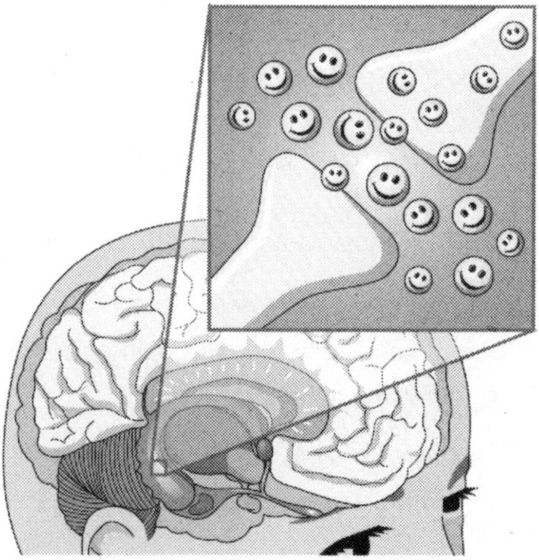

Nella parte più profonda del cervello, nel «sistema limbico», nascono le sensazioni di gioia.

Novità dalla scienza

Nel caso di stress cronico si giunge a un livello costantemente elevato degli ormoni dello stress nel sangue, soprattutto del cortisolo. Ne sono una conseguenza alcuni disturbi nelle funzioni di organi importanti del nostro corpo, che potrebbero a loro volta condurre a danni duraturi.

- I **vasi sanguigni**, in particolare le arterie, mostrano una tensione maggiore nei casi di stress. Il che significa che diventano più stretti – un effetto che alla lunga può condurre anche a elevata pressione sanguigna e quindi arteriosclerosi.
- La funzione del **sistema immunitario** viene inibita attraverso un elevato valore di cortisolo nel sangue. Pertanto si è dimostrato che il numero delle cellule immunitarie diminuisce quando gli individui soffrono di paure nascoste o si sentono incapaci o depressi. Un sistema immunitario indebolito significa tra l'altro non solo una minore protezione nei confronti delle malattie infettive, ma anche verso i tumori.
- Nello **stomaco** si perde l'equilibrio tra acidi prodotti che servono per la digestione, e lo strato mucoso protettivo che evita alle cellule della parete dello stomaco di essere intaccate dagli acidi. In questo modo possono insorgere infiammazioni, bruciori e ulcere. Chi si tiene tutto dentro, chi non vuole esteriorizzare i conflitti, è particolarmente esposto ai rischi.

  Oltre a una maggiore produzione di cortisone, lo stress cronico provoca anche tensioni del sistema nervoso, e in particolare:
- **Cefalee tensionali.** I dolori sordi, che sembrano un cerchio di ferro che stringe la fronte e la nuca, sono un fenomeno ricorrente negli individui ai quali la vita richiede un prezzo troppo elevato.
- **Tinnito**, cioè un rumore sordo o un fischio continuo nell'orecchio, è in molti casi direttamente collegato alle tensioni e alle paure. Può

essere trattato con una terapia comportamentale, o ancor meglio con altre cure psicologiche che diminuiscono lo stress.

- **L'organo in genere più colpito dallo stress è la schiena.** La tensione muscolare aumenta, i gruppi muscolari della nuca e della spina dorsale a livello dei lombi si tendono e bloccano spina dorsale e articolazioni.

Tempo per rilassarsi

Ricordo uno dei miei pazienti, un manager che aveva un ruolo chiave in una nota società di consulting. All'esterno appariva sicuro di sé e rilassato, ma quando lo si conosceva meglio si individuavano in lui segni di una notevole tensione interiore. Dietro di sé aveva un lungo periodo di forti dolori per via di infiammazioni della mucosa nello stomaco. Con farmaci nuovi, per l'epoca, riuscimmo a risolvere questo problema ottimamente, e i dolori non ricomparvero più. Ma poi, durante una seduta, mi rivelò nuovi sintomi, che per lui dovevano essere altrettanto gravi. Un rumore sorto improvvisamente nell'orecchio, che lo tormentava di giorno e di notte. Insieme con una psicologa abbiamo poi scoperto che la sua posizione nell'ambito della società in cui lavorava, e la spietata corsa al successo cui lo sottoponeva il suo capo, giocavano un ruolo decisivo nei suoi disturbi. Alla fine decise di lasciare quella società e di osare un nuovo inizio, per riportare nella sua vita tranquillità e relax.

All'epoca studiammo un piano semplice, ma molto efficace, che oggi appare come un vero e proprio programma di wellness, e che ha dato tra l'altro ottimi risultati anche con altri pazienti (una piccola nota: con wellness si intende il benessere psico-fisico del nostro organismo, e conseguentemente tutto quanto contribuisce a raggiungere questo stato): abbiamo deciso che quest'uomo molto impegnato si prendesse mezza giornata alla settimana – e per lui era già tanto – in cui non sarebbe stato disponibile per nessuno: né per la sua ditta, né per la sua famiglia. Nessun programma, nessun appuntamento, nessuna telefonata. Questa mezza giornata apparteneva solo a lui, e a lui solo. Poteva colmarla come preferiva: leggendo, passeggiando, nuotando, concedendosi un massaggio o una seduta di training, giocando a golf o ascoltando musica, o semplicemente andando al bar. La cosa importante era che potesse lasciarsi andare e non concedesse nessuno spazio ai suoi problemi.

Tra terra e cielo

L'idea di staccare la spina di tanto in tanto, di dare riposo al corpo e alla mente, « di lasciar vagare l'anima », di stimolare solamente i sensi, e in modo dolce, non è nuova.

> **... E la mia anima ha aperto le proprie ali, ha volato sulla terra pacificata, come se tornasse a casa.**
> **Joseph von Eichendorff**
> ***Notte di luna***

Nel corso dei millenni, infatti, proprio le culture dell'Estremo Oriente, in Cina, Giappone, India e Tibet, hanno sviluppato una forma d'arte in grado di porre l'individuo in uno stato di totale armonia con sé e l'ambiente circostante. Fulcro di quasi tutti questi metodi è sempre stato il tentativo di essere consapevoli della forma di energia che anima l'uomo e attraversa il suo corpo e il suo spirito, e di direzionare verso di essa gli organi le cui funzioni sono ora in squilibrio. La pura meditazione, che si basa sulla capacità di introspezione nel proprio io e può attivare processi di autoguarigione, viene integrata da una schiera incredibile di altre tecniche: forme terapeutiche di ginnastica e movimento, esercizi di respirazione, particolari sfioramenti e massaggi, utilizzo di acqua, oli, luce, profumi e rumori. Molti elementi avevano, o hanno ancora, una componente religiosa o, più precisamente, spirituale che per noi europei rimane quasi incomprensibile.

Ma è pur vero che anche da noi si seguono da millenni riti particolari che promettono l'introspezione dell'uomo e il fluire di nuove energie. Siete mai stati nella penombra di una chiesa, durante la celebrazione del mese mariano, ascoltando il canto monotono delle litanie, l'aroma di sambuco e dell'incenso? Percepite veramente il cuore e lo spirito elevarsi, mentre conforto e fiducia penetrano nell'anima degli uomini. Ma cosa ha a che fare tutto questo con il benessere fisico? Molto, secondo me, perché anche in questo caso si parla di introspezione e guarigione, seppur in senso lato.

Dall'ayurveda allo yoga: consolazione dell'anima e gioia dei sensi

Le forme di wellness sono quindi in grado di offrire quella dose di misticismo e rituali segreti anche a chi è alla ricerca di un ampliamento della propria consapevolezza del sé, di esperienze dell'anima, dove non sempre sono chiaramente prestabiliti i confini tra esoterismo, magia e ciarlataneria. Cosa vi dice per esempio la definizione: «Liquid Sound Pool»? Ecco la spiegazione: «relax mentre il corpo galleggia in acqua salina a 35 gradi, sorretto da cuscini di gommapiuma e accompagnato dal canto delle balene». Vi sembra veramente interessante?

Dai bagni in acque minerali ai canti delle balene.

Chi vede invece come troppo nebulosi canto delle balene, cromoterapia e altre simili seduzioni psichedeliche, o chi invece vuole innanzitutto la rigenerazione del corpo, troverà sicuramente quello che fa per lui nel vasto panorama di offerte che offrono meno cura dell'anima ma più fitness. E anche coloro i quali cercano il puro edonismo, il piacere dei sensi, dovrebbero certamente trovare quanto fa per loro.

Supponiamo che abbiate deciso di aprire i sensi, e il portafoglio, e lasciarvi sedurre da chi propone la cultura del wellness. Allora dovreste scoprire in prima persona cosa vi interessa davvero, e quindi controllare cosa viene effettivamente offerto nelle varie oasi di benessere. Altrimenti, un weekend costoso potrebbe terminare con una delusione e non una guarigione.

A quale tipologia di benessere appartenete?

1. Gli sportivi

Siete relativamente giovani o siete rimasti giovani e vi sentite perfettamente sani. Normalmente a quest'ora sareste già sulla vostra mountain bike, e invece questo fine settimana vorreste qualcosa di davvero diverso. E vi trovate in un centro benessere o in una spa (questo termine è mutuato dal latino *Sanus per aquam* – sano attraverso l'acqua – e definisce la moderna imitazione delle antiche terme romane, con vasche di acqua fredda e calda, sauna, spazi per il fitness e il riposo).

Le attività più indicate sono:

- **Aquagym**

Veramente molto divertente: saltellate, fate stretching, vi dimenate, giocate a palla, vi esercitate con i manubri, saltate in alto, e tutto immersi nell'acqua fino al torace – gli esercizi possono essere faticosi, dato che i muscoli devono lavorare contro la resistenza dell'acqua. Per contro, articolazioni e legamenti sono risparmiati. L'aquagym viene proposta anche in numerose piscine e palestre cittadine.

- **Sauna**

Con molte varianti, a seconda della spa. Sauna finlandese, bagno di vapore, relax nel cosiddetto *tepidarium* a 40 °C. Molte strutture offrono veri e propri pacchetti completi, oppure, nell'hammam, il bagno turco tradizionale, un intero programma con più passaggi in locali destinati alla pulizia, al bagno di vapore, al relax. Inoltre, un buon centro benessere dovrebbe tenere sempre a disposizione in tutti i reparti asciugamani puliti, acqua minerale e frutta.

- **Massaggi**

Oltre ai massaggi parziali, totali, asiatici e di riflessologia plantare, solo per nominare quelli più comuni, esistono migliaia e migliaia di varianti, provenienti da quasi tutti i paesi del mondo: la cosa migliore è provare tranquillamente la specialità della casa. Spesso nei vari reparti operano massaggiatori e massaggiatrici particolarmente ben preparati e provenienti da terre esotiche.

2. Le persone tese

A questa tipologia appartengono tutti coloro che soffrono di stress e frustrazione, che vorrebbero semplicemente staccare del tutto la spina. La loro giornata potrebbe iniziare con un

- **Bagno alle alghe marine**

La talassoterapia (*thalassa* = mare) sfrutta le proprietà curative del mare. Sulle coste del Mediterraneo, come del mare del Nord e del mar Baltico, si trovano numerosi centri che offrono una combinazione di impacchi a base di alghe, idromassaggi in acqua di mare, massaggi con getti d'acqua, esercizi respiratori e ginnastica. Un trattamento molto stimolante che, anche se in forma molto meno efficace, si può poi continuare a casa nella propria vasca da bagno con i preparati a base di alghe.

- **Reiki**

Una forma di massaggio giapponese che dovrebbe dare «energia divina» attraverso le mani del terapista. I pazienti sentono un calore benefico nel corpo, sciogliendo blocchi e tensioni.

- **Training autogeno**

L'arte di entrare in pochi minuti in uno stato simile alla trance. Per apprendere appieno la tecnica si devono comunque dedicare più ore di esercizio. Attraverso il controllo del respiro e un relax graduale del corpo, dalla punta dei piedi fino ai muscoli del volto, si possono risolvere problemi, dolori e crampi. Dopo poco tempo ci si risveglia di nuovo sentendosi completamente freschi e rilassati. Il training autogeno viene insegnato anche in numerose scuole e corsi, oltre che presso gli studi di alcuni psicologi.

- **Massaggi di riflessologia plantare**

Pare che sussista uno stretto collegamento tra alcuni organi interni e la pianta dei piedi, anche se la medicina tradizionale è al proposito alquanto scettica. I massaggi di zone ben definite dei piedi dovrebbero influire positivamente su questi organi e le loro funzioni attraverso fasci nervosi. In tutti i casi, non c'è bisogno di credere a un effetto su fegato e reni per considerare come estremamente piacevole questa forma di massaggio.

3. Chi ha dolori

Chi si alza al mattino con tutti i possibili dolori e dolorini, chi sente sempre un peso sulla schiena, alle articolazioni delle ginocchia o sulle spalle, chi ha problemi digestivi o frequenti disturbi alle vie respiratorie potrebbe sfruttare l'opportunità di concedersi trattamenti alternativi affidabili. Alcuni li definiscono metodi di wellness, anche se in parte appartengono da molto tempo alla medicina occidentale moderna.

- **Agopuntura**

Presupposto essenziale per un trattamento efficace è la preparazione del terapista, che deve essere assolutamente di prima qualità. Per apprendere alla perfezione l'arte dell'agopuntura si devono dedicare almeno cinquanta ore di studio e altre ottocento ore all'apprendimento della medicina cinese tradizionale, per poter essere un vero mago dell'ago d'argento. Prima di prenotare una seduta, controllate di non cadere nelle mani di un ciarlatano, rivolgendovi a un centro specializzato o alle associazioni e federazioni ufficiali.* L'agopuntura si orienta sui cosiddetti meridiani, cioè linee di forza che, secondo la medicina cinese, attraversano il nostro corpo e nelle quali scorre la sua energia vitale. Dove questo flusso di energia è disturbato o interrotto arriva la puntura dell'ago, così da ripristinarlo. Scienziati occidentali hanno potuto registrare l'effetto su determinate zone del cervello, che producono diverse sostanze messaggere, come le endorfine, che placano il dolore.

- **Shiatsu**

In questa tecnica di massaggio giapponese – come con l'agopuntura – si dovrebbe armonizzare il flusso d'energia nel corpo. Solo che in questo caso la pressione delle mani sostituisce la stimolazione degli aghi. I terapisti lavorano con la punta delle dita, i pollici, la superficie delle mani, ma anche con gomiti e ginocchia. Pare non sia così efficace come l'agopuntura; è spesso utile per tensioni e dolori vari.

- **Drenaggio linfatico**

Un'arte di massaggio sperimentata, che all'occasione può anche essere prescritta. Serve a drenare i tessuti ed eliminare le sostanze di rifiuto del metabolismo che si sono depositate tra muscoli e pelle. Molto efficace in caso di dolori ossei e dopo operazioni al seno.

- **Rilassamento muscolare progressivo**

Anche questa tecnica è mutuata con la medicina. In particolare con i dolori cronici, questa forma lenta e accurata di tensione e

* F.I.S.A. – Federazione Italiana delle Società di Agopuntura: www.agopuntura-fisa.it
Associazione Italiana Agopuntura: Roma, Via Tagliamento 9 – tel. 0685350036 – e-mail: agoduemila@tiscalinet.it
Oppure consultate il sito www.agopuntura.org

distensione di interi gruppi muscolari, eseguita da psicologi e fisioterapisti, serve per ripristinare l'equilibrio fisico e psicologico.

- **Bagni di fieno**

Il fieno caldo e umido lenisce in particolare i dolori delle articolazioni e rilassa i muscoli. Consigliato anche per le malattie delle vie respiratorie – a patto che non si sia allergici al fieno.

- **Talassoterapia**

Acqua salina calda, arricchita da ossigeno e alghe, fuoriesce da centinaia di ugelli e libera in particolare le vie respiratorie. Ottima per pelle e muscoli.

4. I sensuali

Chi cerca il relax avvolto in vapori densi e illuminato da giochi di luce colorati può lasciar stimolare i sensi da metodi esotici che provengono dall'Estremo Oriente o dall'Oceania. Circa gli effetti duraturi che questi metodi garantiscono i medici non si esprimono. Ma certamente regalano momenti molto piacevoli.

- **Aromaterapia**

Profumi eterei sotto forma di nebulizzazioni, liquidi da aggiungere all'acqua del bagno oppure oli per il massaggio coccolano chi cerca il relax. Tra le molte essenze proposte – profumi agrumati e citrini, lavanda, petali di rosa, erbe aromatiche, incenso o resine legnose – si può certamente trovare il profumo preferito.

- **Cromoterapia**

Dalla psichiatria abbiamo ormai tutti appreso che luce e oscurità hanno un importante effetto sulla produzione delle sostanze messaggere nel nostro cervello, influendo così sulla psiche. In base a queste teorie, si possono curare i pazienti depressi ponendoli più volte alla settimana in un ambiente fortemente illuminato. Quali siano le differenze negli effetti indotti dai vari colori dello spettro solare sul nostro benessere non è stato ancora chiarito a livello scientifico, ma si è già dimostrato che il cervello reagisce a queste esperienze cromatiche.

- **Stone therapy**

Una forma di massaggio in cui si applicano pietre laviche bollenti e pezzetti di marmo gelati secondo un programma stabilito e in base ai dolori. La variante fredda combatte le infiammazioni articolari o muscolari, quella calda rilassa.

- **Massaggio lomi-lomi**

Questa variante di massaggio con oli profumati che riguarda tutto il corpo pare sia originaria delle isole polinesiane. I muscoli vengono manipolati con forti movimenti prolungati. Come tutti i massaggi esotici dura a lungo, spesso più di un'ora: e a ragione, dato che le zone del cervello da cui si riversano gli «ormoni della felicità» (le endorfine) necessitano di circa venti minuti per attivarsi.

5. Chi cerca l'armonia

Cercate qualcosa che non migliori un solo fine settimana, ma l'intera quotidianità. Qualcosa che dia splendore e profondità alla vostra esistenza normale di avvocato o venditore di pentole, professore o tecnico dell'impianto di riscaldamento. Qualcosa che elimini lo stress, migliori la consapevolezza del proprio corpo, pacifichi l'anima.

- **Qigong**

Questa forma di ginnastica sacra è per i cinesi un metodo per rinfrescare l'anima e far rifluire di nuovo il flusso energetico nei canali giusti. Si stimolano i punti del corpo impiegati anche dall'agopuntura, attraverso tecniche respiratorie e movimenti lenti che hanno nomi evocativi come «porta delle nuvole» o «uccello mitologico». In questo modo si ripristina il flusso del «Qi», l'energia vitale. Anche la medicina occidentale segue con sempre maggiore fiducia questo metodo che può abbassare la pressione sanguigna e stimolare il sistema immunitario. Gli esperti sostengono che dieci ore sono il tempo minimo per apprendere la combinazione di respirazione e movimenti armoniosi indispensabile per avvertire i primi benefici. Milioni di cinesi si mantengono in forma con questi esercizi quotidiani – perché non dovreste farlo anche voi?

- **Tai chi chuen**

Simile al Qigong, è anch'esso una forma cinese di ginnastica. Imita i rituali delle arti marziali diffusi nell'Estremo Oriente, con movimenti lenti, estremamente fluidi, per così dire al rallentatore. Secondo i principi opposti di Yin e Yang dovrebbe fornire un eterno movimento avanti e indietro, un sollevarsi e abbassarsi, un attaccare e retrocedere. Ottimo per combattere nervosismo e problemi di insonnia. Un allenamento dolce ma efficace della muscolatura, soprattutto della schiena.

- **Yoga**

Qui la cosa si fa decisamente più complessa, dato che i movimenti e gli esercizi di respirazione, così come le celebri posture yoga, richiedono un addestramento lungo e piuttosto intenso. Quindi non può essere visto come un'occupazione per un weekend all'insegna del benessere. Chi pratica regolarmente gli esercizi yoga stimola le proprie capacità di concentrazione, rinforza muscoli e articolazioni, tiene in movimento la spina dorsale.

6. Chi è afflitto e preoccupato

Indipendentemente dalla depressione, che è una malattia vera e propria e dovrebbe essere assolutamente trattata con grande tempestività, tristezza e stanchezza psichica sono del tutto normali e appartengono alla nostra vita, ma chi ne è colpito ha bisogno di aiuto e consolazione. Se sia effettivamente efficace ricorrere a metodi di wellness in una situazione simile sarà il singolo individuo a deciderlo. Le proposte di seguito riportate dovrebbero comunque essere qualcosa che va al di là di una fugace carezza dell'anima.

- **Meditazione**

L'arte dell'immergersi in se stessi proviene dall'induismo e dal buddismo e in origine doveva portare a una profonda autoconoscenza dell'uomo. Attraverso la concentrazione, lontano dai problemi e dai dolori del quotidiano, per entrare in un vero e proprio stadio di coscienza del sé, che lascia solo vagamente intuire le funzioni corporee e pone lo spirito al centro di tutto, si riesce a percepire la pace e a trarre nuova energia. Cito un'esperienza personale: nella mia cerchia di amici, ho potuto vivere personalmente il caso di un malato grave di cancro che, grazie agli esercizi di meditazione, ha non solo potuto rinunciare a tutti gli antidolorifici, ma giungere alla fine della propria esistenza con grande tranquillità e leggerezza.

Ovviamente la meditazione aiuta a combattere i dolori dell'anima e del corpo meno gravi. La tecnica non può comunque essere appresa dall'oggi al domani e allo scopo è necessario affidarsi a un bravo insegnante.

- **Ayurveda**

Questa disciplina indiana, che vanta oltre tremila anni di vita, si basa su un sistema completo di terapie. Si fonda sull'assunzione che stile di vita, alimentazione e stato dell'anima dovrebbero essere in perfetto equilibrio. Attraverso una combinazione, studiata appositamente per ogni singolo caso, di cure di pulizia, medicine ottenute da particolari piante curative e minerali, massaggi e regime alimentare si dovrebbero allontanare problemi psicologici e disturbi fisici. Il trattamento normale dura all'incirca dieci giorni, ma si può anche prenotare un solo pomeriggio ayurvedico dove verrete coccolati con massaggi, aspersione di oli sulla fronte, impacchi sul corpo. E anche questo dovrebbe bastare per stimolare la produzione degli «ormoni della felicità».

7. Chi cerca la bellezza

Un fine settimana dedicato alla bellezza – quante possibilità si presentano! È la specialità del wellness. Vasca con idromassaggio, ginnastica, consigli alimentari, maschere per il viso, manicure, pedicure, massaggi: l'elenco è lungo, le aspettative enormi, i prezzi anche. Eccovi qualche consiglio:

- **Il bagno di Cleopatra**

Polvere di latte e oli eterei tramutano l'acqua del bagno in un liquido morbido, vellutato, che avvolge la pelle con uno strato dolce quando si esce dall'acqua. Un bel cambiamento rispetto ai gel doccia, che si usano abitualmente e seccano tanto la pelle.

- **Peeling**

Si eliminano le cellule morte dagli strati superficiali dell'epidermide grazie a spugne di luffa, grani di sabbia, oli e sale. Alla fine del trattamento la pelle risulta rinnovata e morbida. Possono verificarsi rossori che tuttavia scompaiono al massimo entro un paio di giorni.

- **Body-wrapping**

Il corpo viene completamente avvolto in alghe e fanghi, quindi coperto da panni caldi. Dopo aver espulso tutte le tossine attraverso il sudore, seguono delle docce tiepide e un riposo di circa quindici minuti.

- **Trattamento della cellulite**

Una tecnica di massaggio particolare, che si rivolge al tessuto cellulare sottocutaneo e che dovrebbe eliminare l'odiata pelle a buccia d'arancia.

Ma posso farlo, anche se ho sessant'anni?

Ovviamente non c'è nulla in contrario alla scelta di scivolare in un bagno di latte come una ventenne, a patto che non rimaniate troppo a lungo nell'acqua bollente, perché potreste danneggiare il sistema circolatorio. Ma in tutti i casi lascerei queste amenità passive ai più giovani. Anche i massaggi sono piacevoli, ma non vi danno alcun benessere fisico.

I programmi ideali per le persone anziane sono invece quelli che uniscono movimento fisico ed esercizi respiratori, senza sovraccaricare articolazioni e spina dorsale.

- L'aquagym è eccellente, perché i muscoli vengono molto stimolati e possono così rinforzarsi. Questa forma, che permette di perdere peso attraverso l'esercizio in acqua, protegge le articolazioni di anche e ginocchia, oltre alla schiena. È inoltre eccellente per prevenire l'osteoporosi.
- Il Qigong è la ginnastica curativa ideale, anche per gli anziani. Attraverso questi movimenti pacati e molto controllati si sciolgono contrazioni, la respirazione si fa più profonda, tanto che all'incirca un 20% in più di riserva di ossigeno raggiunge i tessuti. Pressione sanguigna e sistema immunitario vengono anch'essi positivamente influenzati. Poiché la ginnastica cinese viene insegnata anche in corsi comunali o regionali, si tratta di una forma accessibile a tutti.
- La talassoterapia nella vostra doccia, impacchi d'alghe e idromassaggio sono ottimi per vie respiratorie e articolazioni, ma possono richiedere un carico eccessivo a cuore e circolazione. Quindi è meglio chiedere prima al medico.

Più belli? Più giovani? Più felici?

Attraverso il wellness si diventa più belli?

Difficile trovare una risposta. No, temo di no, non si diventa più belli quando si trascorre una giornata in un centro di bellezza o una beauty farm. Ma probabilmente ci si sente più belli, ed è proprio questa la cosa fondamentale.

Si diventa più giovani?

Certo, non lasciando dietro di sé lo stress quotidiano solo per un fine settimana, anche se comunque se ne esce come rinati. Per raggiungere effettivamente un rinnovamento del corpo, si dovrebbe fare in modo di integrare il wellness nella propria routine quotidiana. Il che significa, ad esempio, ritagliarsi tutti i giorni qualche minuto per gli esercizi respiratori e la ginnastica curativa.

Si diventa più poveri?

Questo è certo. Stiamo parlando di trattamenti individuali, e quindi costosi. Gli hotel hanno investito molto nelle terme, e ovviamente aspirano al profitto. E i numerosissimi prodotti profumati che poi vi si consiglia di utilizzare come post-trattamento a casa propria costano davvero un patrimonio.

Si diventa più felici?

Dipende. Quando si è immersi in un bagno di fieno caldo o quando si è cosparsi di pietre fredde si giunge in genere a un momento di conoscenza: certo, esiste qualcosa di diverso nella vita che essere iperstressati e iperattivi in un mondo maledettamente freddo. Anche gli ormoni preposti alla sensazione di felicità, che alcuni sentono per la prima volta durante esercizi di fitness o grazie a un lungo massaggio orientale, risultano un'anticipazione delle sensazioni che si potrebbero avere abitualmente, se solo si potessero cambiare le abitudini di vita: smettere di fumare, mangiare in modo più consapevole, bere meno alcol e ascoltare maggiormente il proprio corpo. Molti hanno sentito, attraverso queste esperienze di benessere, la spinta a cercare di soddisfare le esigenze del proprio corpo e a inserire maggiore tranquillità nella propria vita quotidiana. Per questo, sicuramente, il costosissimo programma di wellness è valso qualcosa.

Forse vi chiederete per quale motivo non mi reco costantemente in una di queste oasi di benessere dopo quella mia meravigliosa esperienza di massaggio in Messico che vi ho raccontato prima. Temo di appartenere di più al tipo attivo: mi sento infatti meglio quando posso fare una bella passeggiata con i miei due cani, su per le colline o lungo le rive del lago, ogni giorno. Mi mantiene giovane e mi protegge da malattie cardiocircolatorie e osteoporosi. E gli «ormoni della felicità» si attivano gratuitamente.

Capitolo 8

MANGIAR SANO – NON DI MENO, NÉ DI PIÙ

- Nelle trappole della chimica
- Chi vuole rimanere giovane deve mangiare in modo corretto
- Salute per i buongustai
- Di quali vitamine ho bisogno?

Volete seguire un'alimentazione sana, per voi e per la vostra famiglia? Meglio così, ma dovete sin dall'inizio essere consapevoli che non sarà certamente facile. O, più precisamente: ci riuscirete solo quando imparerete a liberare le vostre abitudini alimentari dalle maglie dell'industria alimentare, e le possibilità non sono certo a vostro favore.

Credo che noi tutti, medici compresi, abbiamo ignorato troppo a lungo quale significato potesse avere l'alimentazione per la nostra salute, e abbiamo permesso che le nostre abitudini alimentari normali, e sane, venissero corrotte da valori discutibili come « comodità », « risparmio di tempo », « facilità d'uso » e tutti quegli altri slogan che hanno offuscato la nostra ragione. Perché – siamo onesti – sempre meno frequentemente prepariamo cibi sani con ingredienti freschi e ricchi di sostanze nutrienti e vitamine, e per contro ci riduciamo sempre più a utilizzare prodotti confezionati che accettiamo come mezzi saporiti, pratici ed economici per placare la nostra fame.

Attenzione: trappola! Quando il bello inganna

L'alimentazione industriale ha gradualmente conquistato uno spazio sempre maggiore sugli scaffali dei supermercati e dei negozi di alimentari. Come piovre dai mille tentacoli i prodotti con le loro confezioni accattivanti e colorate conquistano i bar delle scuole, le cucine dei ristoranti, la tavola e i piatti delle famiglie, e ovviamente anche quelli dei single. Siamo sempre più invasi da prodotti di scarso valore nutritivo, sovraccarichi di agenti chimici. Riempiono le nostre borse della spesa e lo stomaco, e ormai sono entrati nelle teste e nelle abitudini di adulti e adolescenti. Ma come hanno fatto? La risposta è semplice: influendo sul gusto. Provate a vedere cosa mangiano i ragazzini durante la pausa di ricreazione a metà mattina: pacchetti di patatine, barrette di cioccolato, e poi bevono Coca-Cola e altre bevande analcoliche. Non deve affatto sorprendere: per molto tempo olfatto e gusto hanno classificato, nel settore corrispondente del cervello e attraverso le terminazioni nervose, gli aromi caratteristici del cibo pronto – grassi, dolci, aromi artificiali – come «eccellenti». Quando avete fame, cercate automaticamente di soddisfare questi modelli di gusto ormai interiorizzati. Mele o pane integrale? Non ne avete proprio voglia. Esatto: nessuna voglia, perché proprio l'appetito, cioè il senso di voglia di cibo, viene condizionato da queste esperienze sensoriali considerate positive. Per tale motivo gli esperti parlano perfino di una sorta di dipendenza. E ovviamente per i produttori di questi alimenti pronti non c'è nulla di meglio che provocare una dipendenza dai loro prodotti.

L'industria dell'alimentazione crea dipendenza?

Scopo raggiunto attraverso le favolose tecniche di marketing dell'industria: idoli sportivi, ragazzini sorridenti, mucche felici, famiglie serene, coppie innamorate che ci osservano sorridenti in uno spot di trenta secondi alla televisione. E tutti ci dicono che il miracolo di divertimento e armonia è avvenuto grazie alla pizza X o alla zuppa pronta Y. Ovviamente non siamo così ingenui da prendere tutto per oro colato. Ma a livello inconscio si ottiene proprio l'effetto voluto: il prodotto X rende felici, e così, la prossima volta che andiamo a fare la spesa, allunghiamo la mano e lo acquistiamo, perché tutti, alla fine, vogliono essere felici.

Le zuppe pronte hanno la meglio nelle liti in famiglia?

Novità dalla scienza

Nell'ambito di una ricerca a un gruppo di bambini di età compresa tra sette e dodici anni sono stati proposti due vasetti di yogurt alla frutta. In uno era contenuto dello « yogurt alla frutta con fragole », dove le « fragole » non erano ovviamente fragole fresche, bensì concentrato di frutta, agente addensante, aromi artificiali e coloranti, che imitavano la « frutta fresca ». Il tutto era molto zuccherato e addizionato di conservanti. Nell'altro vasetto era contenuto yogurt puro naturale, in cui erano state tagliate delle fragole fresche. Gli intervistati avrebbero dovuto stabilire quale dei due fosse più saporito e migliore.

Con rare eccezioni, la maggior parte ha risposto il prodotto industriale, motivando la scelta come « più genuino », « più fresco », « più naturale ».

Ecco come vengono influenzati i nostri nervi preposti al gusto!

I designer dei prodotti alimentari non si fanno scrupoli

Non voglio qui affermare che non esistano produttori di cibi pronti, e spesso si tratta delle ditte più piccole, che lavorano con grande serietà, che offrono prodotti più che decenti con ingredienti ineccepibili, che possiedono ancora una sorta di etica professionale e pensano anche alle esigenze alimentari dei propri clienti. Ovviamente ai clienti pensano anche le grandi fabbriche di prodotti alimentari, ma in altro modo. O credete davvero che le multinazionali propongano i loro prodotti per alimentarvi in modo sano? Temo invece che alla base ci sia qualche altra cosa: la pura soddisfazione degli azionisti, quindi il modo per avere i maggiori utili e il giro d'affari più vasto possibile. E questi risultati si ottengono quando i clienti acquistano sempre più spesso questi prodotti. E affinché voi li comperiate, devono essere economici, avere un aspetto più che gradevole, un buon profumo e venire proposti sfruttando tutti i trucchi possibili del mondo pubblicitario, quindi ricorrendo agli eroi del calcio e alle famiglie serene che vivono in luoghi ameni e ridenti, o alla nonnina con i suoi bei centrini sul tavolo – in poche parole, tutto quanto l'acquirente collega a idee positive.

Per quanto riguarda il bell'aspetto e il buon profumo, non sussistono problemi: nei giganteschi laboratori di queste fabbriche sanno perfettamente quali prodotti chimici mischiare per imitare alla perfezione il profumo di fragole o lamponi, o di un bel salame di fegato fresco (per quanto riguarda il profumo di lampone si prendono spesso estratti di oli vegetali). È davvero molto facile riuscire a ottenere un prodotto che duri a lungo, sia bello a vedersi e abbia un aspetto naturale, il tutto raggiungibile semplicemente con mezzi chimici – gli ingegneri alimentari si sono rivelati veri e propri artisti in questo campo. Un po' più difficile potrebbe essere la scelta del prezzo, in quanto i costi pubblicitari e di confezionamento sono enormemente elevati. E così per il vero contenuto non rimangono che poche briciole: si ottiene un qualcosa povero di vitamine, sostanze nutrienti e fibre, di cui nella maggior parte dei casi sarebbe meglio non sapere nemmeno cosa contiene. Altrimenti passerebbe l'appetito.

Luogo dell'azione, la scuola

Nel frattempo, la concorrenza tra industrie alimentari è divenuta ancor più tesa, e i metodi di marketing ancor più spietati. Pertanto non dovreste affatto sorprendervi se anche da noi in Europa si possono verificare situazioni come questa, riportata dagli Stati Uniti.

Siamo in una scuola di una città di ventimila abitanti nei pressi di New York. Si sta svolgendo la ricreazione , e i bambini corrono al bar per acquistare qualcosa da bere. Latte? Cacao? Succo di frutta? Acqua minerale? Nient'affatto. Ora si propone una limonata dolce, in tre gusti diversi. Altrimenti non si beve nulla. Passano un paio di giorni, e i genitori vogliono informarsi. La direttrice cerca di nicchiare. Sì, in effetti le spiace molto, e lei sa che ai bambini farebbe meglio qualcosa di più sano, ma non ha scelta, deve seguire le indicazioni delle autorità. L'inchiesta successiva presso le autorità competenti ha dato il risultato seguente: la ditta di bevande XY ha versato una somma ingente per alcuni lavori di ripristino di cui la scuola aveva urgente bisogno; si è potuto persino lastricare il cortile e sistemare un paio di fioriere. L'unica condizione imposta dalla fabbrica era che il bar della scuola offrisse solamente la limonata di sua produzione e non altre bevande.*

I bambini devono bere latte per poter avere ossa robuste.

Novità dalla scienza

Il sovrappeso nei bambini è considerato negli Stati Uniti, e ora anche in Italia e nel resto d'Europa, come uno dei principali problemi futuri per la salute di tutta la popolazione. I bambini grassi diventeranno adulti grassi – un dato chiaro risultante da molti studi. Spesso tuttavia non si deve aspettare fino all'età adulta per vivere sulla propria pelle gli effetti di una cattiva alimentazione: diabete, disturbi alle articolazioni e malattie cardiocircolatorie iniziano sempre prima.

Motivi di questa evoluzione sono da un lato la mancanza di movimento, dall'altro l'alimentazione errata, troppo basata sul fast food. Nell'ambito di importanti ricerche effettuate in Gran Bretagna e Australia si è stabilito che soprattutto le bevande ricche di zucchero, come Coca-Cola, Fanta e vari tipi di limonata, forniscono grandi quantità di calorie aggiuntive e favoriscono in tal modo l'aumento di peso, senza fornire il minimo apporto di sostanze nutritive.

* Per particolari, Marion Nestle, *Food Politics*, University of California Press, Berkeley, Los Angeles, London, 2002.

Quindi: utilizziamo la nostra intelligenza e pensiamo innanzitutto a quello che noi, e i nostri figli, dovrebbero mangiare. Perché come si potrà invecchiare con ossa robuste quando non sono mai state rafforzate quando si era giovani? Perché invece di prodotti a base di latte, ricchi di calcio, si sono preferite limonate e Coca-Cola, che oltre a una quantità notevole di zucchero contengono anche fosfati che consumano le ossa? O ancora: come si potrà evitare da anziani la pressione alta, se già all'età di quindici anni si era fortemente in sovrappeso? Giacché, come abbiamo già avuto modo di dire, l'essere in sovrappeso è spesso correlato alla pressione alta e al diabete.

Poveri anziani

Ovviamente non sono solo i giovani a essere le vittime sacrificali predestinate delle nuove abitudini alimentari. Gli anziani devono affrontare gli stessi problemi.

Quando lavoravo ancora in ospedale, ho avuto a che fare con molte persone anziane. Era increscioso vedere in che stato di abbandono arrivavano: corpi flaccidi, pelle grigia, aspetto congestionato, mani e piedi con cattiva circolazione sanguigna. La diagnosi era chiara: i pazienti soffrivano per via di gravi carenze alimentari. Quando lo facevamo notare ai parenti, sembravano tutti piuttosto stupiti: secondo loro, la paziente o il paziente avevano una buona pensione e quindi potevano mantenersi senza alcun problema. Ma quando chiedevamo che tipo di alimentazione seguivano, venivano fuori sempre le stesse risposte: niente verdura fresca, niente insalata, poca frutta, e invece panini già pronti, piatti solo da scaldare... abbiamo anche trovato uno studio scientifico che dimostrava come il 60% di tutti i pazienti ultrasettantenni, che erano ricoverati in centri per anziani, mostravano i segni di gravi carenze alimentari: mancanza di vitamine, insufficiente approvvigionamento di sali minerali come zinco, selenio, magnesio, carenza di liquidi. Gli interessati non sapevano che loro stessi stavano pregiudicando la possibilità di rimanere giovani e in buona salute proprio per una cattiva alimentazione.

DIMMI QUELLO CHE MANGI E TI DIRÒ QUANTO INVECCHIERAI...

Invecchiare non significa soltanto vedersi un paio di rughe sul volto. Significa anche che il corpo riesce a svolgere alcune funzioni ma più faticosamente e lentamente. Questo vale per quasi tutti gli organi. Alcuni sono particolarmente minacciati, e da questi si capisce se una persona è vecchia da un punto di vista biologico

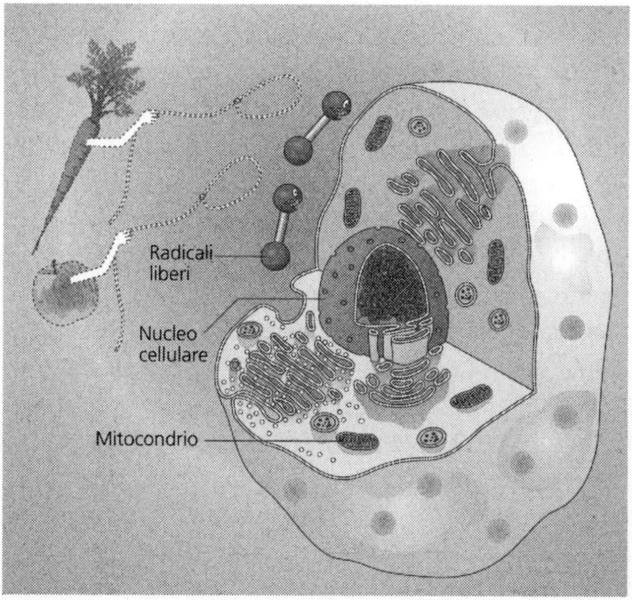

I radicali liberi sono prodotti di scarto del sistema immunitario. Frutta e verdura aiutano le cellule a liberarsene.

oppure no. Sistema immunitario, vasi sanguigni, le stesse cellule sono le parti più colpite.

Radicali liberi, gli assassini delle cellule

Ognuna dei miliardi di cellule del nostro corpo lavora in autonomia, sebbene possa svolgere il proprio compito nella pelle, nel muscolo cardiaco, nel cervello o in qualsiasi altra parte solo grazie al contributo delle altre. Ciò significa che, accanto al nucleo cellulare che contiene le informazioni genetiche e coordina la funzione delle cellule, alcune possiedono dei piccoli laboratori, i mitocondri, dove sostanze nutritive e ossigeno vengono tramutati in energia. Durante questa trasformazione si sviluppano tuttavia prodotti di scarto, i cosiddetti radicali liberi, rifiuti aggressivi che danneggiano le cellule, bloccano l'assorbimento di ossigeno e provocano l'invecchiamento o la morte prematura della cellula. Più l'alimentazione è sovraccarica di sostanze chimiche, e più ci si espone ai veleni dell'ambiente – anche alla nicotina –, tanto maggiore risulta il numero di radicali liberi e quindi tanto più difficile risulta per le cellule liberarsi di loro.

Quello che conta è l'invecchiamento biologico, non la data di nascita.

Tuttavia abbiamo la possibilità di sgomberare le nostre cellule regolarmente, lasciandole così respirare di tanto in tanto, proprio grazie all'alimentazione. Verdura fresca, insalata, frutta, oli vegetali nobili e frutta secca contengono le sostanze che fungono ottimamente da antiossidanti, quindi in grado di catturare i radicali liberi: la vitamina C e la E. Inoltre qui si trovano altre sostanze vegetali dette secondarie: *flavonoidi*, *betacarotene*, *licopene* (il colorante naturale rosso dei pomodori), *fenoli*. Tutte queste sostanze aiutano le cellule a liberarsi dei prodotti dannosi del metabolismo, evitando così la morte prematura della cellula. Il corpo rimane giovane più a lungo proprio grazie a una alimentazione più bilanciata.

Ora potreste anche essere sfiorati dalla tentazione di correre nella farmacia più vicina per acquistare grandi quantità di queste vitamine. Attenzione! La cosa non funziona proprio così. Secondo i nuovi risultati della scienza, infatti, è spesso la *combinazione* di vitamine naturali e di queste altre sostanze vegetali – soltanto dei *flavonoidi* se ne conoscono oltre quattromila – che sviluppa un'azione positiva sulla cellula.

Verdura, frutta e oli vegetali mantengono giovani le cellule.

Mi spiace, quindi, ma dovete recarvi tutti dal fruttivendolo e acquistare i prodotti freschi di stagione. E nella drogheria accanto procuratevi tè verde e una bottiglia di vino rosso. Tè, vino e cioccolato contengono infatti grandi quantità di flavonoidi.

> Informazione numero uno: vitamine naturali e altri prodotti vegetali allontanano i radicali liberi e mantengono sane le cellule.

Rinforzare il sistema immunitario

L'invecchiamento biologico dell'individuo dipende anche dal sistema immunitario. Voi sapete che a mano a mano che si invecchia si è più esposti alle infezioni: influenza, infiammazioni polmonari, herpes colpiscono prevalentemente le persone con difese immunitarie non più efficienti, cioè indebolite. Lo stesso vale per le forme tumorali, che aumentano considerevolmente con l'età. I ricercatori sono convinti che il rischio di tumore abbia anch'esso a che fare con lo stato delle difese immunitarie: a ogni divisione cellulare, infatti, possono formarsi nuove cellule difettose, e con l'età la possibilità della formazione di cellule abnormi o addirittura maligne aumenta. Normalmente il sistema immunitario agisce come «polizia dell'organismo» e annienta immediatamente queste masse cellulari prima che inizino a crescere. Quando la difesa del proprio organismo si indebolisce o è inesistente, allora le cellule

Il sistema immunitario necessita di queste sostanze:

- **Vitamina A**
  Contenuta nel latte e nei suoi derivati, in uova, olio di pesce e vegetale, fegato, verdure rosse e gialle (carote).
- **Vitamina C**
  Contenuta in quasi tutte le varietà di frutta e verdura, soprattutto agrumi, kiwi, papaia e cavoli.
- **Vitamina E**
  Negli oli vegetali (soprattutto di oliva e germe di grano), frumento integrale, frutta secca, peperoni, latte, pesce.
- **Vitamina B6**
  Contenuta in germogli di soia, noci, cereali integrali, latte, verdura, legumi, pesce.
- **Vitamina B12**
  In latte, formaggi, uova, carne, fegato, pesce.
- **Selenio**
  Contenuto in prodotti di frumento integrale, avocado, carne, pesce.
- **Zinco**
  Contenuto in frutti di mare, carne, uova, formaggi, frumento integrale.
- **Acidi grassi insaturi**
  In oli vegetali, pesce (v. anche p. 182).

tumorali hanno il sopravvento e possono iniziare la loro opera di distruzione.

Un'alimentazione errata significa per gli anziani che il loro sistema immunitario non ha le sostanze indispensabili a garantire l'efficienza del suo arsenale: cellule effettrici, cellule segnalatrici, cellule killer, anticorpi e molto altro ancora.

Ancora una volta, sono soprattutto le vitamine e le sostanze vegetali secondarie contenute in frutta fresca e verdura a essere indispensabili all'organismo. Accanto alle già menzionate vitamine C ed E, il corpo di un individuo anziano necessita proprio di vitamina A, B6, B12, così come di selenio, zinco e acidi grassi insaturi.

Naturalmente è anche molto importante non danneggiare il proprio sistema immunitario in altro modo, quindi evitando prodotti chimici nelle sostanze alimentari, fumo, troppo alcol, bagni di sole prolungati, poche ore di sonno, troppo poco movimento, stress e inquinamento acustico.

Informazione numero due: un sistema immunitario attivo e ben funzionante protegge da infezioni e tumori. E siete voi che dovete fornirgli le basi per le proprie armi.

Alimentazione e malattie circolatorie

Nel capitolo «I cinque pilastri della giovinezza» abbiamo introdotto l'importanza dei vasi sanguigni per portare a tutti gli organi ossigeno e sostanze nutritive (vedi Capitolo 2, «I cinque pilastri della giovinezza», p. 31 ss.), e abbiamo sostenuto che la salute dei vasi sanguigni – le arterie – è fondamentale per stabilire l'età biologica di un individuo.

In natura esistono prodotti veramente miracolosi.

Da decenni la medicina è impegnata a studiare come mai nei paesi industrializzati le patologie cardiocircolatorie sono così spaventosamente diffuse, al punto che – almeno per gli uomini – infarto cardiaco e ictus rappresentano la prima causa di mortalità. Questa ricerca così approfondita ha dato però i suoi frutti: da alcuni anni, la tendenza è in discesa e il numero di decessi per cardiopatie, sebbene sia ancora troppo alto, sta diminuendo in Europa come negli Stati Uniti. Cosa è accaduto?

Gli studiosi ci hanno dimostrato che noi stessi, attraverso lo stile di vita, possiamo contribuire efficacemente affinché i vasi sanguigni rimangano giovani ed elastici. Tra le varie misure consigliate va ricordata in particolare un'alimentazione consapevole, e i suoi «mezzi miracolosi»:

- la forza «antiossidativa» di verdura, frumento integrale, frutta fresca e secca e
- l'effetto positivo degli oli vegetali e del pesce sui valori di colesterolo e sui processi infiammatori nei vasi.

La cosa non è poi così complessa come potrebbe sembrare a prima vista: alcune vitamine e prodotti vegetali aiutano le cellule a liberarsi delle sostanze di scarto lasciate dai processi metabolici. Le cellule che rivestono l'interno dei vasi sanguigni – le cellule dell'endotelio – sono le più esposte al problema. E lo si può facilmente immaginare se si pensa che nelle arterie la pressione a cui le pareti sono costantemente esposte è già elevata. Le vitamine C ed E, e le sostanze vegetali corrispondenti, paiono quindi rafforzare la capacità di resistenza di queste cellule, evitando al contempo che particelle di colesterolo si attacchino alle pareti. In questo modo agiscono positivamente contro la temuta arterio-

Grassi buoni e cattivi

«Il sentirsi pieni» o no non ha nulla a che fare con la fame e il senso di sazietà. Si tratta invece di una espressione biochimica di differenze minime riscontrabili nelle molecole degli acidi grassi, le componenti principali dei grassi che ingeriamo con l'alimentazione. Differenze minime che attivano nel corpo un'azione sempre diversa.

Ricordate: Gli acidi grassi «insaturi» **sono sani**, perché fanno abbassare il livello di colesterolo e lottano contro le infiammazioni. Li si trova, come già detto, negli oli vegetali, nelle noci e nel pesce. Gli acidi grassi saturi, che rappresentano la componente principale di carne e latticini, **non sono sani**, perché aumentano il colesterolo nel sangue.

sclerosi. Ormai da tempo è noto che nei paesi mediterranei, come l'Italia, le malattie cardiocirolatorie sono più rare. Da vari studi condotti si è stabilito che qui, secondo le norme della dieta mediterranea, si consumano meno carne, molto meno burro, pochi formaggi, salumi e prosciutti rispetto ad altri paesi europei, e quindi si ha una minore assunzione di grassi animali, mentre per contro si consumano più pesci e oli vegetali, in particolare olio d'oliva. L'analisi chimica degli alimenti tradizionali ha rilevato che prodotti a base di carne e latticini sono ricchi dei cosiddetti acidi grassi saturi, mentre olio d'oliva, alcuni oli di semi, ma anche pesci «grassi» come il salmone, presentano soprattutto acidi grassi insaturi. Inoltre gli esperti hanno studiato l'effetto della dieta mediterranea su individui con elevato rischio di infarto, i quali, rispetto a chi non segue questo regime alimentare, rimangono sani più a lungo. È stata così dimostrata l'efficacia della «dieta mediterranea» nel combattere le malattie cardiocircolatorie.

Gli acidi grassi omega 3 – particolarmente sani – sono contenuti nell'olio di pesce.

> Informazione numero tre: i vasi sanguigni possono essere protetti dall'arteriosclerosi – basta alimentarsi in modo intelligente.

La cucina mediterranea: salute per buongustai

Vladimir Horowitz, celebre pianista che giunse all'età di ottantasei anni senza interrompere la sua attività concertistica quasi fino alla fine della propria esistenza, pare mangiasse tutti i giorni le stesse cose: sogliole al vapore, spinaci in foglia con olio d'oliva, riso. Troppo monotono, secondo voi? Forse si tratta solo di una leggenda, e di tanto in tanto il grande maestro avrà anche consumato altri cibi, ma resta il fatto che con questo regime alimentare a base di pesce, oli vegetali e verdure egli è vissuto seguendo le regole che vengono oggigiorno date come prevenzione verso le malattie dovute all'invecchiamento. E inoltre, esercitandosi al pianoforte, faceva regolarmente attività fisica.

Leggera, sana, preparata con cura

Più esattamente, la dieta mediterranea non è una vera dieta, bensì un insieme alquanto libero di consigli alimentari, che sono facilmente intercambiabili e non hanno nulla a che fare con privazioni e limiti.

La scelta degli alimenti si fonda essenzialmente sui cibi tipici dei paesi del bacino mediterraneo. Quindi tutti quei prodotti, sani e poco costosi, che sono sempre stati presenti nella nostra esisten-

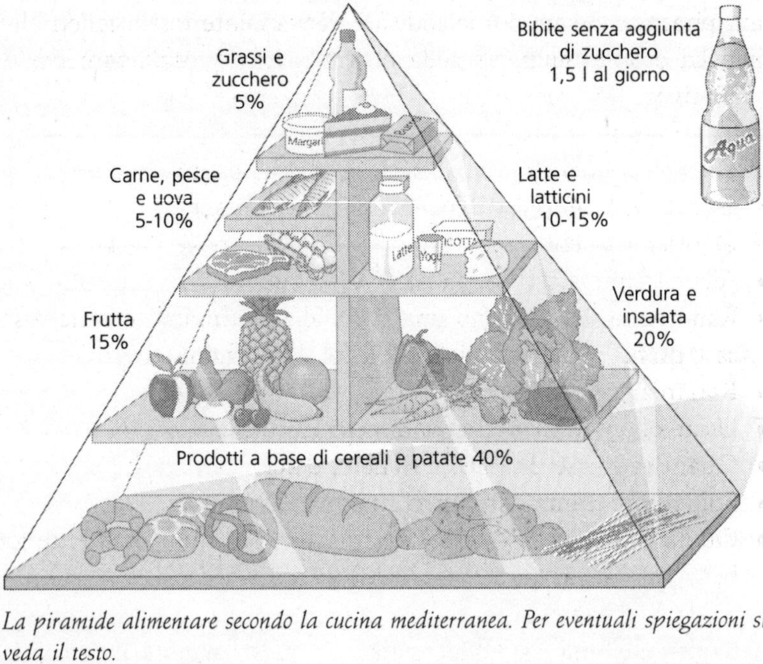

La piramide alimentare secondo la cucina mediterranea. Per eventuali spiegazioni si veda il testo.

za, forniti dal mare, dagli uliveti, dagli orti. Ed è anche una cucina varia, basata sui gusti e le tradizioni di tutti i popoli che si affacciano sul nostro mare storico: e così a Cipro si preparano ricette diverse rispetto a Italia o Spagna, e in ogni paese sono diversissime le proposte di una regione rispetto all'altra.

In tutti i casi, il cibo deve essere preparato fresco: non basta infilare qualcosa di precotto nel forno a microonde. (Nemmeno i piatti di pasta già pronti o le pizze gustose che vengono tanto pubblicizzate.) In questo modo si è sicuri di usare sempre prodotti di qualità senza additivi chimici.

Di cosa si tratta

Negli ultimi anni, chi si occupa di scienza dell'alimentazione ha spesso rappresentato i propri consigli alimentari sotto forma di una piramide, in modo da indicare visivamente quali generi alimentari devono giungere sulla nostra tavola quotidianamente e quali invece più raramente.

- Quotidianamente pane, così come pasta, legumi, riso o patate
- Quotidianamente verdure e frutta fresca o noci
- Quotidianamente yogurt, latte o formaggi poveri di grassi
- Alcune volte a settimana pesce o pollame magro
- Raramente (al massimo una volta alla settimana) «carne rossa», quindi manzo, maiale, agnello o selvaggina
- Raramente salame o prosciutto
- Usare olio d'oliva come condimento
- Quantità scarse di uova, zucchero, dolci
- Solo quote minime di burro e panna
- Quotidianamente 1-2 bicchieri di vino (per chi ovviamente lo beve volentieri)

Ancora qualche domanda?

Domanda: Bisogna quindi sempre seguire la dieta mediterranea?

Risposta: Ovviamente no! Potete anche alimentarvi in modo sano seguendo altri sistemi. La cosa importante è eliminare ove possibile i cibi pronti, cucinare almeno una volta al giorno, servire sempre verdure durante questo pasto. E poi sostituire il burro o la margarina con olio d'oliva. Cercate sempre di consumare prodotti sani: pane integrale, frutta, yogurt naturale.

Domanda: Cosa devo mangiare in particolare a colazione e negli altri pasti?

Risposta: Ecco una proposta per tutta la giornata:

- Per colazione tè o caffè, müsli con yogurt e frutta fresca; oppure tè o caffè, pane integrale con formaggio fresco e fettine di pomodoro o cetriolo, un'arancia
- A pranzo: pasta con verdure e insalata; oppure verdure marinate in olio d'oliva e servite con pane bianco tostato
- A cena: pollo al limone (dividete il pollo, quindi fatelo rosolare in padella con olio d'oliva, cipolle, scorzette di limone e rosmarino, spruzzate con succo di limone e un po' di vino bianco, poi portate a cottura), insieme con riso e zucchine
- Durante la giornata: mele, gallette di farina integrale.

Domanda: E cosa ne è del panino imbottito, che molti amano consumare a pranzo?

Risposta: Dipende da quello che mettete nel panino. Quando per esempio lo spalmate di burro e lo imbottite con formaggio, salame o prosciutto, questo significa: troppo grasso animale, troppe calorie. Sarebbe quindi meglio farcirlo con pomodori, cetrioli, ravanelli, carote crude, peperoni. Oppure mangiare direttamente una bella insalata mista. Comunque, nulla in contrario a un paio di fette di prosciutto in un panino integrale.

Domanda: Cosa si intende con Slow Food?

Risposta: Il movimento Slow Food è nato in Italia e promuove «la cultura del cibo e del vino». Tutti quelli che pensano che mangiare sia rimpinzarsi velocemente, mentre stanno in piedi o camminano, dovrebbero tornare a imparare quanto sia gradevole mangiare in tutta tranquillità, con gli amici o la propria famiglia, cibi preparati con cura.

Domanda: E le verdure surgelate?

Risposta: Ovviamente è meglio consumare verdure surgelate piuttosto che non consumarne del tutto. Con questo procedimento, inoltre, si conservano intatte molte delle vitamine originarie. Gli esperti consigliano tuttavia di utilizzare prodotti freschi, possibilmente di coltivazione biologica.

Domanda: E se uno volesse perdere peso? Negli anni ho provato tutte le diete possibili per eliminare i chili in più. Ma non ho ottenuto nulla, anzi. Come posso spiegarlo, e cosa posso fare?

Risposta: Non appena fornite al corpo una quantità minore di energia rispetto a quella di cui ha quotidianamente bisogno, il nostro organismo pensa immediatamente di essere in emergenza fame, quindi, grazie alla tiroide, regola l'intero metabolismo in modo che questo consumi il minimo possibile. Con le diete molto rigide, che forniscono all'organismo meno di mille calorie, o anche con i «beveroni» che si comprano già pronti in farmacia e sostituiscono il pasto, perdete in effetti peso, ma quasi subito lo riacquistate. Quando infatti tornate a mangiare normalmente, l'organismo non consuma automaticamente più energia, ma impiega tutte le calorie in più, che non utilizza subito, come grasso di riserva. Ecco spiegato il temuto effetto yo-yo, attraverso il quale si diventa sempre più grassi.

Fortunatamente si ha sempre a disposizione un metodo sicuro per raggiungere e mantenere il peso desiderato. La formula magica è: « Muovetevi! » L'esercizio fisico ha una duplice azione: consuma energia – anche se non così tanta come si possa sperare. Contemporaneamente – ed è questo l'effetto più importante – stimola l'intero metabolismo, regolandolo su una maggiore attività, in modo da perdere peso lentamente ma costantemente. A patto che ci si nutra con pochi grassi e zuccheri. E così si chiude il cerchio ritornando alla dieta mediterranea, che prevede un consumo quasi nullo di burro e panna e complessivamente, nonostante l'abbondante utilizzo di olio d'oliva, presenta un basso contenuto calorico. Ovviamente non si devono prendere porzioni troppo abbondanti, e – cosa fondamentale – si deve mangiare sempre lentamente in modo da raggiungere presto un senso di sazietà. (All'alimentazione sana è dedicato un intero capitolo del mio libro sulla salute.)*

Consumate se possibile frutta o verdura fresca di stagione: sono più economiche e ricche di vitamine.

Breve guida merceologica

Ecco una breve panoramica delle sostanze benefiche che frutta e verdura apportano al nostro organismo.

Pomodori: Contengono vitamine C ed E, licopene
Proteggono le cellule grazie all'effetto antiossidante
Proteggono dai tumori della prostata

* Marianne Koch, *Mein Gesundheitsbuch*, Deutscher Taschenbuch Verlag, Monaco di Baviera, 1999.

Carciofi: Contengono proteine, vitamina A, potassio, calcio, cinarina e ferro
Ottimi per stomaco e fegato, abbassano il livello di colesterolo

Broccoli: Contengono proteine, molta vitamina C, vitamina A, B, calcio, potassio, fosforo e ferro
Rinforzano il sistema immunitario, protegge dall'arteriosclerosi. Mangiate anche i gambi, che contengono molta clorofilla e selenio

Cipolle: Contengono vitamina A, calcio e fosforo
Abbassano la pressione sanguigna, regolano il metabolismo

Zucchine: Contengono molta vitamina A e C
Ottime contro l'invecchiamento delle cellule

Carote: Contengono vitamina C, betacarotene, polifenoli
Contrastano i radicali liberi

Patate: Contengono vitamina C, vitamina B6, acido folico, proteine nobili, potassio e ferro
Ottime contro le malattie cardiocircolatorie

Ananas: Contiene vitamina A, vitamina C, proteine e calcio
I suoi enzimi consumano i grassi

Kiwi: Contiene moltissima vitamina C, calcio e ferro
Efficace antiossidante

Mirtilli, fragole, lamponi, more:
Contengono molta vitamina C, potassio, acido folico e sostanze vegetali secondarie
Efficaci antiossidanti, proteggono dalle malattie cardiache e dei tumori

Fichi: Contengono proteine, grassi, molte fibre e sali minerali
Favoriscono la digestione

Arance, mandarini, pompelmi:
Forniscono molta vitamina C e fibre
Un'arancia copre il fabbisogno giornaliero di vitamina C
Invece di spremerle, è meglio consumare il frutto pelato, mangiando anche il rivestimento degli spicchi e l'albedo

Mangiate quotidianamente un frutto, o un vegetale, rosso, uno giallo e uno verde.

Il business delle vitamine

«Alimenti funzionali» – pompati e iperlodati

Una pillola di vitamine non può sostituire un'alimentazione sana!

Facciamo un passo indietro e torniamo all'industria alimentare, dove ci si è trovati spiazzati quando, qualche anno fa, si è stabilito che i consumatori acquistavano cibi che non solo avevano un sapore gradevole, ma dovevano anche essere sani. Per non perdere subito la clientela, e non vederla indirizzarsi verso negozi biologici o mercati con i loro prodotti freschi e naturali, ci si è ingegnati per trovare il sistema di presentare ai clienti, divenuti nel frattempo sempre più esigenti ed esperti, i propri prodotti nel modo più invitante possibile. Si fece così strada l'idea di aggiungere ad alimenti normali vitamine, enzimi, calcio e altre sostanze che sono importanti per la salute e per mantenersi giovani. In questo modo è iniziata la marcia trionfale del cosiddetto *Functional Food*, il cibo «funzionale», ed è stato sempre più difficile trovare, per esempio, un succo d'arancia che non fosse arricchito di sostanze bioattive, vitamina C o calcio, o uno yogurt che non contenesse batteri probiotici. E quando non viene inserito nulla di nuovo, rispetto al contenuto abituale del prodotto, questo viene presentato in maniera decisamente più accattivante. Tanto che, di recente, negli Stati Uniti, e quindi tra poco anche da noi in Europa, il caro vecchio ketchup è stato proposto non più come tale, bensì come «la fonte di licopene, il colorante naturale rosso del pomodoro, che combatte i radicali liberi». A questo punto, chi è pronto a meravigliarsi se il suo prezzo aumenta?

Non vorrei essere fraintesa. Esiste una serie intera di integratori che si sono dimostrati assolutamente benefici: è il caso dei prodotti che contengono sale iodurato, ottimo per contrastare le malattie tiroidee. E nei paesi dove l'acqua potabile è addizionata di fluoro, i bambini presentano denti più sani. O ancora, quando i cereali sono integrati con acido folico e vitamina B12, il numero dei bambini colpiti da particolari deformità è diminuito notevolmente.

Al giorno d'oggi possiamo dunque affermare che l'«alimentazione funzionale» avrà un ruolo molto importante per il consumatore tipo. Che sia effettivamente più sana, o che in buona sostanza non sia solo una gigantesca manovra commerciale, che prima o poi scoppierà come una bolla di sapone, deve ancora essere stabilito.

Integratori alimentari – un vero aiuto o un inganno?

Pubblicando i propri risultati allarmanti sulle carenze alimentari nei ricchi paesi industrializzati, medici ed esperti di alimentazione speravano già anni fa che le persone interessate avrebbero mutato immediatamente le proprie abitudini alimentari. Purtroppo si sbagliavano. La maggior parte capiva che il cibo aveva a che fare anche con la salute, ma ben pochi ne trassero le giuste conseguenze, e cioè un mutamento magari radicale nella propria alimentazione. In questa situazione, l'industria farmaceutica ha fiutato l'affare, immettendo sul mercato prodotti integrati, che non erano poi tanto più costosi e al contempo promettevano di bilanciare tutti i deficit dell'alimentazione moderna: gli integratori alimentari.

Sorprendente, di certo, era constatare che talvolta persino le stesse industrie che, essendo anche fabbriche di prodotti alimentari, durante la lavorazione di cereali o frutta (tanto per fare un esempio) distruggevano attraverso il calore o il trattamento chimico tutte le sostanze nutrienti e le vitamine contenute, ora consigliavano insistentemente di acquistare gli integratori necessari: vitamine, enzimi, minerali e sali minerali.

Nel frattempo, è stato pubblicato un numero davvero notevole di studi che dovevano dimostrare, o confutare, se l'assunzione di pillole e polveri fosse logica oppure no. Ed ecco i risultati più importanti.

Novità dalla scienza

- Chi si alimenta in modo sano, quindi consumando molta frutta e verdura fresca, oltre a prodotti integrali, chi non beve troppi alcolici e non fuma, e inoltre chi non soffre di anoressia o bulimia, non ha bisogno di utilizzare integratori alimentari. Tutte le sostanze utili sono contenute nelle quantità sufficienti in un'alimentazione equilibrata e varia.
- Gli antiossidanti, come la vitamina C e la E che, come abbiamo già avuto modo di ricordare, sono utili contro l'invecchiamento cellulare e rafforzano il sistema immunitario, dovrebbero essere forniti al corpo attraverso prodotti freschi, dato che unite ad altre sostanze vegetali garantiscono i risultati migliori e più efficaci. Solamente quando questo non è più possibile attraverso un'alimentazione normale si può assumere della **vitamina E** (200 mg al giorno). Il fabbisogno di **vitamina C** viene coperto dall'alimentazione normale. Gli esperti

hanno calcolato che ne abbiamo bisogno appena circa 100 mg al giorno (chi fuma un po' di più), e tutto l'eccesso non viene assolutamente assorbito dal corpo. L'idea che la somministrazione di vitamina C in dosi elevate prevenga i tumori non è stata confermata. Anzi, attualmente si stanno diffondendo teorie secondo cui un quantitativo troppo elevato può procurare danni genetici. Si può verificare facilmente un'overdose da **vitamina A**, e anche il betacarotene, legato alla vitamina A, non dovrebbe essere mai somministrato sotto forma di integratori.

- **Per le persone anziane,** soprattutto per coloro che non hanno un'alimentazione ottimale, vengono consigliati i seguenti integratori:
  Vitamina E (200 mg/die).
  Calcio per l'osteoporosi. Insieme con il calcio somministrato con l'alimentazione si dovrebbero raggiungere 1000-1200 mg al giorno.
  Vitamina D (440 mg/die), poiché gli anziani non stanno in genere più al sole, e il corpo non produce vitamina D senza luce solare, e senza la vitamina D il calcio non può venire fissato.
  Acido folico (5 mg/die), eventualmente con vitamina B6 e B12. Abbassa il livello di omocisteina nel sangue e riduce così il rischio di infarti.
- Sali minerali per il rafforzamento del sistema immunitario sono già presenti a sufficienza in un'alimentazione bilanciata. Per contro, troppo zinco, selenio o ferro possono essere dannosi. Per gli anziani può essere molto utile integrare queste sostanze. Nel dubbio chiedete al medico.
- La maggior parte delle capsule di multivitamine contengono una composizione di sostanze importanti in dosi moderate. Non fanno quindi male, ma sul fatto che invece siano utili sussistono pareri discordi, e tutto dipende sostanzialmente dalle abitudini alimentari. Per coloro che si cibano solo di fast food e cibi pronti, possono essere veramente indispensabili.

La cultura del cibo significa qualità di vita

Attualmente un'alimentazione sana non è più qualcosa di scontato e ovvio. Per contro, non deve essere comunque un privilegio di benestanti o fautori di una vita « al naturale ». Richiede comunque un certo dispendio, non solo economico ma anche di tempo, perché si deve cucinare almeno una volta al giorno, e non limitarsi a infilare il piatto pronto nel microonde. Si deve poi fare la spesa regolarmente e con intelligenza, scegliendo prodotti di qualità, come quelli biologici, ovviamente più costosi rispetto agli altri. Ma un'alimentazione sana significa anche riconquistare gli amici e la propria famiglia, soprattutto i bambini, coalizzandosi contro il potere dell'industria alimentare. Quando si riesce regolarmente, e tutti insieme, a sedersi a tavola a pranzo o cena, allora si fa qualcosa non solo per la propria salute, ma si trasmettono anche valori che poi i figli seguiranno da adulti. La cultura del cibo, che non ha a che fare solo con l'alimentazione, ma anche con la comunicazione e la gioia di vivere, non dovrebbe mai andare perduta.

Capitolo 9

LA VITA SOCIALE

- Basta con i pregiudizi
- Bando alla rassegnazione
- Che shock, vado in pensione!
- L'arte della comunicazione

Non vi sono dubbi al proposito: i giovani stanno meglio. Hanno un aspetto favoloso, idee coraggiose e temerarie, anche se un po' pazze, ed è decisamente divertente stare con loro. Desideriamo per loro ogni successo possibile, e per loro, e con loro, ne gioiamo.

Il che non significa tuttavia che noi non abbiamo più un aspetto favoloso: l'abbiamo ancora, anche se un po' diverso. Né che non abbiamo più idee pazze e audaci, le abbiamo ancora, anche se un po' diverse. In realtà noi, con il nostro bagaglio di esperienza e la nostra gioia di vivere, facciamo parte a pieno titolo dell'umanità, ne siamo una parte importante.

C'è qualcuno che ne dubita?

Sì, e lo fanno soprattutto gli anziani stessi. Che tristezza! Ma le cose devono cambiare, e cambieranno.

Basta con i pregiudizi

Come parola negativa dell'anno, o del decennio, proporrei il concetto di « società che invecchia ». So che si tratta solo di un termine tecnico secondo cui già ora, e sempre più spesso in futuro, vi saranno più individui sopra i sessant'anni che non sotto i venti. Ma se pensate all'espressione « che invecchia », allora capirete immediatamente che contiene un messaggio ben diverso.

Diveniamo sempre più vecchi e nessuno ci invidia.

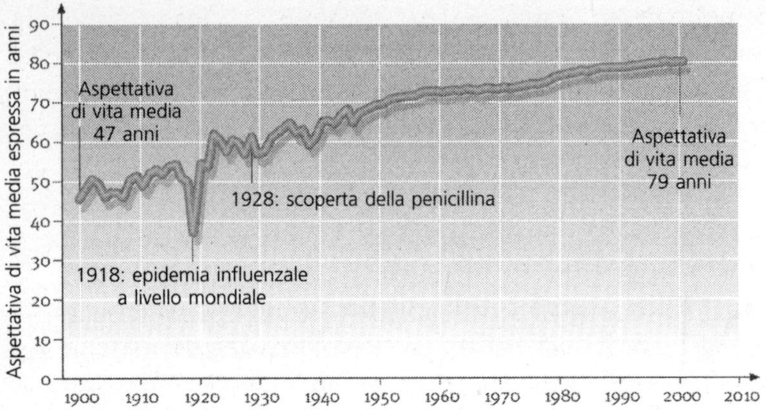

Nell'anno 1900 l'aspettativa di vita nei Paesi industrializzati era di 47 anni, nel 2000 di 79.

Essa infatti implica: una maggiore attesa di vita e una vecchiaia felice sono di fondo *non normali*, *antisociali* e, anche se espresso in modo un po' esagerato, *sfacciate*. Un po' come dire agli anziani: Non è normale che tu sia ancora qui. Quindi pensa a togliere il disturbo in fretta! Per lo meno molti la pensano così, tanto da avere ormai inserito questo modello nelle umiliazioni cui i membri della terza età sono quotidianamente esposti. Venerare la vecchiaia? Ma dove?

Una dimostrazione linguistica

«La lingua è come un'arma», ha affermato Kurt Tucholsky. Una cosa è certa: la lingua è il più sensibile tra gli strumenti che abbiamo a disposizione. Il modo in cui chiamiamo le cose riflette quello che ne pensiamo, e le parole negative rivelano stati d'animo negativi. Quindi trovo perfettamente corretto che negli Stati Uniti sia stato stabilito per legge che ci si debba rivolgere agli altri esseri umani in modo «politically correct». E così, per esempio, il termine negro, o anche nero, è stato sostituito da afroamericano, una parola che non ha più in sé echi razzisti. (Tra l'altro, sempre negli Stati Uniti è proibito chiedere l'età di chi si presenta proponendosi per un lavoro.)

Il linguaggio che si dovrebbe utilizzare in relazione alle persone anziane ci rivela molte cose. E così anziano viene preferito a vecchio, che avrebbe un senso più discriminatorio e negativo. La cosa non deve sorprendere, dato che viviamo in un'epoca in cui tutto ruota intorno alla gioventù e al sentirsi giovani. E anche l'idea che la popolazione invecchia, o che è già troppo invecchiata, contiene in sé le negatività di chi pensa: *Ma fino a quando dovrò pagare io i contributi per la tua pensione?* Oppure *Per colpa tua il sistema sanitario fa acqua da tutte le parti!*

In questi casi, penserete, bisognerebbe chiudere la questione con un sorriso e un'alzata di spalle. Sì, si dovrebbe, ma non è certamente così facile, soprattutto quando a una persona di 50-55 anni si dice che nel mondo del lavoro «non è più richiesta», oppure quando i media affermano con orgoglio che con i loro programmi si vogliono rivolgere ancora a un pubblico di età compresa tra 14 e 19 anni. Temo che la passione per la gioventù abbia effettivamente creato in molti una reazione negativa nei confronti dei cittadini più anziani, che hanno così ricevuto gravi colpi alla propria percezione di sé. Ricordo alcuni pazienti intorno ai 75 anni che frequentavano il mio studio e che, quando prescrivevo loro esami e trattamenti costosi, mi chiedevano se davvero pensavo che ne avessero il diritto.

Ovviamente ne avete il diritto. Voi e tutti gli altri. Non si possono creare presupposti medici e sociali per una vita sempre più lunga, sempre più sana e sempre più socialmente determinata, e poi dire: Oh, certo, state invecchiando troppo. E nessuno lo voleva!

Senza lavoro a cinquant'anni – e ora?

«Non avevo avuto alcun sentore prima», mi ha raccontato una volta un ingegnere di 52 anni. «Tutto era come al solito. Mi hanno semplicemente licenziato «per politica aziendale», senza altre spiegazioni. All'inizio era rimasto del tutto sorpreso, come paralizzato. Poi lentamente aveva capito cosa avrebbe significato per lui e la sua famiglia. Era stato come cadere nel vuoto, quasi che fosse stato meglio buttarsi subito dalla finestra.

Chi viene cacciato dal proprio posto di lavoro vive una paura profonda, esistenziale, anche se è intorno alla cinquantina, lavora volentieri, è attivo, ha resistenza ed esperienza. Sicuramente gli interessati pensano, a ragione, che sarà difficile trovare un nuovo lavoro, e che quindi andranno ad aumentare le schiere dei disoccupati. Non perché hanno fallito, ma solo per via dell'età. Gli psicologi hanno stabilito quanto avviene nella mente e nell'anima di un uomo che deve confrontarsi con una situazione simile:

- Il sentimento di sicurezza e competenza – «ho la mia professione, guadagno di che vivere, sono un membro stimato della società» – scompare, lo status che l'uomo si era guadagnato è perduto.

Senza lavoro – senza dignità!

- Il futuro, fino a quel momento prevedibile e pianificabile, viene messo in dubbio e appare totalmente insicuro.
- Se fino a quel momento aveva mantenuto la propria famiglia, ora non può più ricoprire quel ruolo. Non ha più un ruolo, quindi, per lo meno ai propri occhi.
- La considerazione che veniva un tempo dimostrata dalla famiglia e dalla cerchia di amici scompare. («Papà, potrò ancora fare la maturità? E studiare?») Anche se nessuno avanza rimproveri, chi ha perso il proprio posto di lavoro sembra riceverne in continuazione. Ed ecco che insorgono i sensi di colpa («Evidentemente devo aver fatto qualcosa di sbagliato...»)

- Ma è l'autostima a soffrirne maggiormente. Ci si sente come una persona macchiata, stigmatizzata. Questa evoluzione è particolarmente pericolosa in quanto lo spirito ne soffre, e non raramente la rabbia dell'inizio si tramuta dapprima in rassegnazione, quindi in una vera depressione. Ma soprattutto l'uomo che ha un'immagine ormai negativa di sé appare anche esteriormente insicuro – e proprio il suo aspetto diventa l'ostacolo principale per trovare un nuovo lavoro. Un circolo vizioso...

Quindi, quando avete perso il posto di lavoro, dovete cercare subito un nuovo inizio. Certo, più facile a dirsi che a farsi, ma sussistono comunque un paio di considerazioni che potrebbero aiutarvi.

In effetti, l'ingegnere di cui vi ho parlato prima oggi ha 54 anni. Dopo sei mesi dal licenziamento si è messo in proprio e ha fondato una piccola ditta di consulenze tecnico-industriali. E dopo le difficoltà iniziali ormai le cose gli vanno decisamente bene. Sta anzi per assumere un quinto collaboratore, e sa anche chi: un collega di 57 anni la cui ditta è fallita. È convinto che le sue conoscenze e la sua esperienza saranno molto utili per l'attività.

Bando alla rassegnazione

La famiglia e gli amici rappresentano ora l'aiuto più importante. Non si chiede consolazione, che serve a poco in una situazione simile, bensì il riconoscimento della persona. « Sei una persona eccezionale ed è solo questione di tempo e di coraggio, poi vedrai che ti ritroverai di nuovo in una posizione adatta a te e alle tue caratteristiche. »

Non peggiorare la situazione. Gli psicologi consigliano agli interessati di convincersi che non è nulla di grave. Al contrario, ci si dovrebbe rendere conto che nella propria vita è in atto un importante cambiamento, sfruttarne i lati migliori e approfittarne.

Lottare contro i dubbi esistenziali! L'umiliazione subita induce chi ne è colpito a mettere in dubbio il proprio valore. « Ci sarà pure un motivo, se hanno licenziato me e non la mia collega. » Ma chi dubita di sé affronta la sfida successiva con grande scetticismo. Subendo forse una seconda sconfitta. Vale quindi la pena superare dapprima la fase dell'umiliazione e dei sensi di colpa, e se necessario ricorrere anche all'aiuto di psicologi esperti. Solo allora ci si dovrebbe guardare in giro per nuove opportunità.

Attenzione, il rapporto è in pericolo! Quanto è importante il sostegno del partner in una simile situazione, tanto il rapporto viene posto dinanzi a una dura prova. Quando i nervi sono ormai allo scoperto si scatta facilmente e la comprensione dell'uno nei confronti dell'altra a volte non basta. Ci si rivolge all'altro senza attenzione, il tono si fa più duro, più aggressivo, l'atmosfera più fredda e distaccata. Proprio per via del grande sforzo mentale cui ci si sottopone, molti legami non reggono. Quelli invece che ce la fanno a superare questa fase ne percepiscono ancora le tracce dopo due anni dal terremoto. Anche in questo caso, è importante cercare per tempo l'aiuto di un esperto.

Affrontare nuovi compiti in modo nuovo! Una delle situazioni più dolorose per chi è riuscito a farcela e ha trovato un nuovo lavoro, è proprio il distacco dalle numerose regole che si erano seguite nella vita lavorativa precedente. È chiaro: per chi è abituato da tempo a lavorare in una società basata su regole gerarchiche precise, dove si occupa un posto ben definito tra superiore e sottoposto, risulta un cambiamento enorme lavorare in un team di colleghi e colleghe aventi tutti la stessa qualifica, dove ognuno può prendere la parola. E dove ovviamente tutto viene fatto in modo diverso da come si era abituati. E invece proprio questa è la cosa migliore che può accadere a una persona di questa età! Perché le cellule grigie del cervello si mettono subito alacremente in funzione per adattarsi al nuovo, sviluppando nuove soluzioni e nuovi schemi comportamentali. (Vedi anche Capitolo 3: «Attivi mentalmente», da p. 51).

Basta con la modestia femminile! Tutti i consulenti del lavoro si lamentano che le donne, quando si presentano per un nuovo posto di lavoro, si «vendono» peggio degli uomini. Pare che tutto dipenda da una errata percezione del proprio valore. Non vogliono assolutamente sembrare di più di quello che sono, e quindi si pongono con modestia. Del tutto errato, affermano gli esperti. La modestia mal si addice a chi cerca un lavoro, viene per lo più interpretata come insicurezza. Ovviamente non si deve esagerare nel contrario, decantando qualifiche e capacità che non si hanno ancora. Ma una certa fiducia in sé è indispensabile. Quando si hanno difficoltà al proposito, si può ricorrere all'aiuto professionale, apprendendo le tecniche per sostenere un colloquio, oltre a compilare i famigerati corriculum vitae. Ma attenzione, anche in questo settore tra i consulenti vi sono molti ciarlatani. Una regola semplice: più sono avidi di denaro, meno sono seri.

Attenzione! I vecchi non sono più i vecchi

Vigilia di Natale in una casa di riposo. Il personale versa nei bicchieri un goccio di spumante, e in sottofondo si sentono le note di un canto tradizionale, mentre si stanno preparando le decorazioni per l'albero di Natale.

«Accidenti», mi racconta un conoscente che vive lì. «Ma che razza di idea hanno di noi ospiti? Fino a un paio di anni fa lavoravo nella ricerca spaziale e costruivo satelliti. Perché diavolo ora dovrei occuparmi di palle di Natale?»

Proprio questa è l'incomprensione di fondo: l'immagine prevalente del «vecchio» ha ben poco a che vedere con la realtà effettiva. Ovviamente esistono soggetti bisognosi, che necessitano di cure. Ma la gran parte di chi ha oltre sessant'anni – e anche quando ci arriverete voi, le cose non saranno di certo molto diverse – si sente agile di mente e corpo ed è pronta a emanciparsi, cioè a scegliere le proprie forme di vita, a lottare per le proprie necessità e per il rispetto della società. Non crediate che invecchiare significhi automaticamente stasi mentale e attaccamento alla tradizione. Persino i più scettici tra i sociologi ammettono che molti pensionati hanno idee più ardite e si comportano in modo meno convenzionale rispetto a molti giovani azzimati e «in carriera» (che, dal canto loro faticano a conquistare un posto al sole). Ma soprattutto le persone più anziane si ritrovano oggigiorno con molto tempo libero dopo la fine della vita lavorativa – e con la libertà di usare questo tempo come preferiscono. Un vero e proprio lusso, di cui non ci si sognava nemmeno quando c'erano i figli piccoli, il lavoro e il tempo era sempre troppo poco. E tuttavia non è nemmeno facile giungere a utilizzare in modo sensato la nuova libertà.

Non lasciatevi convincere del fatto che la vecchiaia significhi stasi mentale e salute cagionevole.

La sindrome dell'« ancora »

Quando parlate con persone anziane, è estremamente probabile che cadiate in una trappola definita da J.K. Galbraith, docente di sociologia, come la sindrome dell'« ancora ».* « Ma che bei fiori. Si occupa ancora del giardino? » « Cosa? Va ancora tutti i giorni a nuotare? » « Si diverte ancora? » « Ma davvero! Si interessa ancora di politica? » Frasi davvero poco felici, o no? « Dobbiamo accettare il prevedibile decadimento delle nostre forze fisiche e forse anche spirituali », scrive lo studioso americano, « ma perché ci deve sempre essere qualcuno che ce lo ricorda tutti i giorni? »

* John Kenneth Galbraith, *Growing Old Gracefully*, in *New England Journal of Medicine*, vol. 331, p. 484 ss.

Che shock, tra un mese vado in pensione

Cosa avete pensato per l'evento? Una festa? Una cena con qualche amico? Tre settimane a Maiorca? Dieci giorni di dormite fino alle dieci del mattino? E poi??

Poi la situazione si farà effettivamente critica. Supposto che non abbiate ancora del tutto deciso il tipo di vita che vorrete fare – al massimo siete giunti a pensare alla piacevole possibilità di non vedere più tutti i giorni il vostro capo. Forse vi dispiace non incontrare più quel collega o la receptionist così gentile e tutti gli altri con cui siete stati gomito a gomito per tanto tempo e di cui in pratica sapevate tutto. Per quelli che sono già andati in pensione le cose sono andate proprio così. Cosa fare?

Assolutamente vietato non fare nulla!

Conosciamo tutti la tipologia del pensionato che, dopo l'ultimo giorno di lavoro, fa un grande salto di gioia e inizia ora, finalmente, a occuparsi di tutto quanto gli interessa, per cui in passato aveva sempre avuto poco tempo: praticare l'alpinismo o per lo meno il trekking, dipingere, attraversare l'Europa in camper, prendere il brevetto di volo (come ha appena fatto un mio amico), aprire una taverna, fare supporto psicologico ai degenti di un ospedale, scrivere un manuale per vivere sani (un'attività che mi ha molto consolato dopo la cessione del mio studio medico).

Chi tuttavia non si è ancora fatto un'idea di quello che potrà fare in futuro, di come potrà vivere nei prossimi vent'anni, allora potrebbe essere esposto al pericolo di diventare un soggetto pigro e passivo, che vivrà dividendosi tra televisione, famiglia, gatto, cucina e balcone. Certamente molti sono soddisfatti di questo tipo di vita, e allora non ci sono problemi. Ma manca pur sempre qualcosa di fondamentale: la tensione, la sfida della fantasia e dello spirito, che è molto importante per mantenersi in movimento e quindi rimanere giovani.

Tutti gli esperti che hanno studiato la terza età sono concordi nel ritenere che si dovrebbe quanto prima approntare un piano che sia adatto alla vita, alle esigenze, alle preferenze di ognuno di noi. Proprio nelle prime settimane e nei primi mesi si corre infatti il rischio di finire in un buco nero e profondo, dopo i primi istanti di gioia: *allora era tutto qui. Non servo più. Ormai ho iniziato la mia fase discendente.*

La pigrizia può essere pericolosa

Anche la vostra salute è in pericolo; quando la tensione a cui eravate abituati vi abbandona, verrete presi da una stanchezza profonda. Ma a differenza di quando andavate in vacanza, e dopo due settimane di riposo iniziavate a riprendere le forze, qui non esistono più stimoli, non c'è più un « devo », che segnala al corpo di attivare la produzione di ormoni dello stress, dello stress buono, ovviamente, che vi serve per affrontare le tensioni della vita quotidiana. L'esperienza dimostra che si è più portati alle infezioni, alle malattie del sistema digestivo, persino ai tumori.

E non dimenticate: non fare nulla è un vero veleno per l'anima. Quando tutti i giorni non siete stimolati, quando non utilizzate quotidianamente la mente, quando le vostre cellule cerebrali non sono più regolarmente attivate e allenate, allora queste entreranno lentamente in un lungo letargo, lungo quanto gli anni che vi restano da vivere.

Ma potete evitare tutto questo.

Innanzitutto, cercate di fare una stima dei vostri desideri, degli interessi, delle preferenze, delle idee che vi attirano e vorreste realizzare, anche quelle più ambiziose.

Progetti

- Io, la signora XY, pensionata (o il signor YZ pensionato) sento come se avessi:

50 – 63 – 70 – 80 – 100 anni (fate una croce alla voce che considerate esatta).
Avete segnato 80 o forse 100? Allora le cose vi vanno decisamente male, per lo meno a livello fisico, oppure siete schiavizzati dagli altri membri della vostra famiglia, troppo esigenti, o ancora avete bisogno di un pungolo spirituale, una sorta di visione che vi faccia uscire dalla passività e dall'apatia.

- Il punto seguente. Negli ultimi vent'anni di vita avrei voluto: riposarmi – andare tutti i giorni a pescare – non dovere più cucinare – fondare con amici e amiche una comunità – continuare a vivere come prima, semplicemente – avere una certa quantità di denaro – andare spesso a teatro – fare qualcosa di completamente nuovo.
Indipendentemente da quello che avete segnato qui, dimenticatelo subito. Con una eccezione: vorrei fare qualcosa di completamente nuovo. Sarebbe questa la risposta ideale, la via perfetta per una vita da pensionato attivo, davvero stimolante.
- Inoltre, a essere veramente onesto con me stesso, mi interesso di: proprio nulla – i gialli in televisione – la mia famiglia – sesso – pulire la casa – altri paesi – libri – musica – cibo – carnevale – corse automobilistiche – arti marziali – allevamento di cani – storia dell'arte – danza del ventre – (completate a piacere).
Adesso la cosa si fa più diretta. E vale proprio la pena tramutare gli interessi in azione.
- Il passo successivo. Per mettere in pratica le mie idee mi consiglio con:
il partner – la mia famiglia – mai con la mia famiglia – le mie amiche/amici – gli ex colleghi – il parroco – la segretaria della scuola superiore – un insegnante di pianoforte – nessuno.
«Nessuno» sarebbe la risposta peggiore. Significa che qualcosa proprio non va nelle vostre capacità comunicative. In altre parole, dovreste essere i primi a ripensare ai vostri rapporti con gli altri, e, nel caso, a dare l'impulso necessario.

La parola magica è «comunicazione»

La capacità di vivere con gli altri pone al primo posto la capacità di comunicare. Il che significa, per esempio, avere scambi di idee con gli amici, interessarsi ai problemi altrui ma al contempo pensare cosa ci portano gli altri in materia di interessi e sentimenti. In altre parole, tutto ruota intorno alla propensione a volersi aprire alla vita.

Cosa significa?

Dobbiamo imparare ad affermare il nostro ruolo nella società e a forgiare la nostra vita in modo autonomo. Purché sia possibile. E per farlo abbiamo bisogno di una rete sociale, in particolare quando invecchiamo: non solo qualcuno che ci fa la spesa quando stiamo a letto con l'influenza – allo scopo ci sono anche centri e comunità di volontari – ma anche come forma di collegamento con il mondo che ci circonda. Il mondo era sempre stato straordinariamente presente quando dovevamo confrontarci durante l'attività lavorativa con tutte le sue richieste e insidie. Stando in pensione, sussiste invece il pericolo di estraniarsi, isolarsi da quanto muove le persone intorno a noi.

State pensando che leggendo il giornale o guardando il telegiornale si hanno effettivamente tutte le notizie di quanto avviene nel mondo? Certo, avete ragione, ma il modo in cui noi riflettiamo sulla nostra quotidianità, il valore che le assegniamo, sarà sempre immutabile, scorrerà sempre sugli stessi binari, se la nostra opinione non viene mai messa in dubbio e non possiamo discutere con nessuno di politica, calcio, medici o automobili.

Dio ci protegga dalla staticità della vecchiaia!

Per rimanere vivi mentalmente, dobbiamo poter cambiare. Proprio per questo motivo si ha bisogno di una rete sociale e di poter comunicare con partner, amici, conoscenti, e soprattutto con i giovani.

Siete un po' matti, ma vi vogliamo bene

«Fino a sei mesi fa mi chiedevo per quale motivo vivo, dato che faccio solo cretinate», sospira la figlia quattordicenne del vicino, «ma proprio oggi mi sono detta: fantastico, mia mamma mi vuole proprio bene, anche se qualche volta litighiamo.» Già io e mia figlia rimaniamo sedute nella sua stanza, l'aiuto a fare i compiti di francese, lei mi aiuta a programmare il cellulare, e poi parliamo dei medici della serie TV «ER – medici in prima linea», e di cavalli, delle guerre che ci minacciano e dei comportamenti antipatici di una sua amica.

Dietro la fronte morbida e talvolta cosparsa di brufoli, oltre gli occhi scettici dei nostri figli e nipoti teenager le idee scorrono così, strane, grandiose, sciocche e ridicole, selvagge, intelligenti, improvvise. Nessun adulto potrà mai affermare in tutta sincerità di capirli sempre. E anche gli studiosi devono ammettere che nel cervello di chi ha tra gli undici e i diciotto anni avvengono cose straordinarie: le cellule nervose sono attivate e disattivate continuamente, il modo di pensare è in costante cambiamento. E poi gli ormoni fluiscono come impazziti, e con questi anche le sensazioni. Non deve affatto sorprendere che chi fino a poco tempo fa era aperto e ottimista ora appare chiuso in sé, cambiato, con un comportamento misterioso. Fumano a tredici anni, fanno sesso a quattordici, assorbono per ore soap-opera e video. Ma al contempo sognano un futuro in cui loro saranno completamente diversi dagli eroi dei programmi banali che guardano tutti i giorni.

Gli amici sono un tesoro prezioso.

Avere molti amici giovani è per me un grande privilegio. Anche se qualche volta ci fanno innervosire. Assolutamente non dipende dal fatto che ci specchiamo in loro: dopo tutto, noi eravamo completamente diversi, o no? Ma ciò che trovo tanto affascinante e che deve essere per noi un vero esempio, è la loro apertura verso la vita. E la fiducia che traggono dalle piccole vittorie e con cui riescono a superare anche le più cocenti sconfitte.

Noi anziani abbiamo fatto molte esperienze, buone e cattive, e dovremmo pensare sempre di porci coraggiosamente nei confronti della vita, nonostante tutto.

Cercare nuovi amici

Se avete già ottimi amici e conoscenti fidati, potete tranquillamente saltare queste pagine: qui infatti parleremo di come e dove una persona che è sempre stata solitaria potrà trovare degli amici. Una cosa è certa: stringere nuove amicizie, quando si invecchia, non è cosa semplice. Siamo tutti più o meno ancorati sulle nostre posizioni, sui nostri punti di vista, non siamo più flessibili e tolleranti come un tempo. E molti pensano che solo quando si è giovani si possano fare vere amicizie. Amo molto questa definizione: l'amicizia è quando tu suoni il campanello, indipendentemente dall'ora, e su in alto si apre la finestra e la voce che ben conosci urla: «Ah, sei tu – sali!».

Questa vicinanza, questa naturalezza nei rapporti con l'altro, questo non sentirsi mai disturbati dall'altro ha certamente a che fare con la giovinezza. È un caso veramente fortunato quando si riesce a mantenere un simile rapporto per tutta la vita. Ma certamente anche in seguito noi tutti avremo conosciuto altre persone e imparato ad amarle.

Quando si invecchia è fondamentale riuscire a coltivare i rapporti già esistenti e mantenere i contatti. Si potrà anche arricciare il naso all'idea di ritrovarsi regolarmente al bar, ma il pensiero di potersi incontrare con qualcuno e parlare di Dio e del mondo mi sembra in tutti i casi corretto. Si può anche cercare di animare ove possibile questi incontri, pensando addirittura a un programma di argomenti. Per esempio, chi ha appena fatto un viaggio potrà presentare un breve resoconto della vacanza, ma si può anche parlare di un tema legato alla salute, o della collezione di un museo – qualsiasi cosa. Interessante per tutti, e soprattutto di grande soddisfazione per chi ha fatto la proposta. Ricordate che non c'è nulla che stimola il nostro cervello meglio di far partecipi gli altri di quanto noi sappiamo.

Come abbiamo detto, stringere nuovi rapporti in modo casuale può essere molto difficile, perché è del tutto impensabile che per caso si possano incontrare per la strada persone simpatiche. Quindi si deve avere la pazienza di guardarsi intorno.

Per fare buoni incontri vi consiglio:

- Associazioni sportive – i classici luoghi di incontro. Ovviamente non è necessario essere un atleta, sebbene in questo modo si presenti anche l'occasione per fare qualcosa per il proprio benessere fisico. In ogni caso, qui troverete numerose offerte – dalle bocce alle passeggiate – che vi permetteranno anche di conoscere persone di ogni età.
- Parchi giochi per bambini. Per una donna, iniziare a parlare con le mamme è sicuramente la cosa più naturale del mondo. E quando stabilite un contatto per più settimane, si può anche accettare di prendersi cura dei piccoli per un paio d'ore – potrebbe essere l'inizio di una nuova amicizia? Chi lo sa. (Per gli uomini la situazione è ovviamente più difficile, perché qualcuno potrebbe anche pensare che volete importunare i bambini.)
- Le comunità parrocchiali. Sono molto contente quando qualcuno si offre di svolgere qualche compito all'interno del gruppo, senza avere necessariamente avere una fede religiosa.
- Abbonamenti a teatri o concerti, che hanno il vantaggio di poter unire arte e contatti, in quanto spesso si incontrano le stesse persone. Ed è facilissimo iniziare a parlare delle rappresentazioni particolarmente riuscite così come dei fiaschi.
- Viaggiare è comunque l'opportunità migliore per poter conoscere nuove persone. I più interessanti sono i viaggi culturali organizzati, che vengono proposti in varie categorie di prezzo. Si hanno sempre argomenti di cui parlare, si cresce con il passare del tempo entro quel gruppo, si valuta la resistenza fisica e

mentale in condizioni un po' particolari e si ha modo di capire chi si adatta a cosa.

Viaggiare quando si diventa vecchi

In genere le cose sono simili a quando si viaggiava da giovani, solo che ora si ama molto di più la comodità. È infatti difficile immaginare un anziano con il sacco a pelo e la tenda in spalla, o ancora, come feci io, di dormire in due per settimane in un maggiolino Volkswagen. Ovviamente anche adesso si possono scegliere percorsi non molto battuti, lontano dalla pazza folla, purché lo si faccia con intelligenza. Chi per esempio soffre di claustrofobia, non deve assolutamente iscriversi a un viaggio alla scoperta delle caverne e delle grotte; chi soffre di cuore non dovrebbe recarsi in un paese dove non vi sia adeguata assistenza medica. Anche se in quest'ultimo caso è facile sbagliarsi: molti paesi infatti, ai quali non vi sareste mai affidati per eventuali cure, offrono un sistema ospedaliero di livello elevato e medici davvero molto bravi. Anche se a volte mancano farmaci adeguati.

Ma ecco qualche altra informazione utile:

- chi ne ha la possibilità – ed è molto più semplice senza bambini che frequentano la scuola dell'obbligo – dovrebbe viaggiare in **periodi alternativi**, quindi non recarsi sull'Adriatico quando tutta l'Italia va in ferie in agosto. Negli altri mesi le persone sono più gentili, molto meno stressate, i prezzi sono più bassi e le spiagge più pulite.
- Prima di ogni viaggio importante dovreste chiedervi: posso farcela? Quello che ho programmato è adatto al mio stato di salute? Non esagerate, e in ogni caso un **check-up** medico completo prima del viaggio vi metterà al riparo da brutte sorprese; al contempo informatevi anche su eventuali vaccinazioni obbligatorie.
- Le **vaccinazioni** infatti sono straordinariamente importanti. Accanto a quelle per tetano e difterite, che sono abituali, dovre-

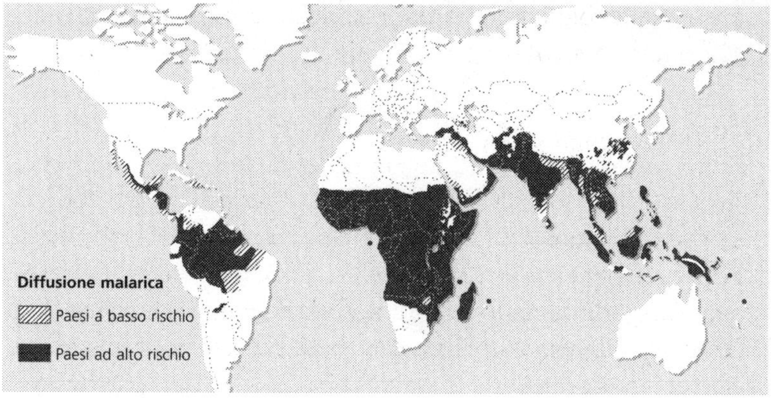

Sui viaggi in terre tropicali aleggia il pericolo di un'infezione malarica. Informatevi circa la profilassi necessaria prima di partire.

ste, a seconda del paese che intendete visitare, effettuare anche quelle contro la poliomielite, l'epatite A, la polmonite, le forme influenzali virali più gravi. In alcuni paesi europei (Germania, Austria, Ungheria, Svezia meridionale, paesi baltici ecc.) sussiste il pericolo di meningoencefalite, trasmessa dalle zecche, una pericolosa malattia infettiva. Nel caso in cui progettiate una vacanza in uno di questi paesi, quindi, dovreste fare anche le vaccinazioni del caso.

Per alcuni paesi tropicali è necessario effettuare anche vaccinazioni contro febbre gialla e tifo. In questo caso sarà il medico curante a consigliarvi. La malattia più grave è tuttavia la malaria, essendo molto diffusa. Proprio negli uomini anziani ha un decorso più acuto rispetto ai giovani. Non siate quindi troppo superficiali, ma prendete tutte le precauzioni del caso, sia da un punto di vista medico, sia in fatto di abbigliamento.*

* Si veda anche il capitolo su «Medicina in viaggio» in Marianne Koch, *Mein Gesundheitsbuch*, Deutscher Taschenbuch Verlag, Monaco di Baviera, 1999.

- Non progettate **lunghi viaggi in automobile.** Se non potete evitarlo, dovreste fare ogni due ore una sosta e camminare poi per una decina di minuti, così da sgranchirvi le gambe. In auto, dove si rimane a lungo seduti, è infatti maggiore il rischio di una trombosi, con tutte le conseguenze pericolose facilmente immaginabili; rischio che si ha del resto in aereo, dove i posti a sedere sono angusti. Nel caso di particolari disturbi venosi già noti è consigliabile indossare calze a compressione graduata. Se avete già avuto una trombosi, il medico dovrebbe fornirvi delle iniezioni di eparina per il viaggio, in particolare per quelli molto lunghi.
- **Fare trekking, immersioni e soggiorni in luoghi molto elevati** (Ande, Himalaya) sono tutte tipologie di vacanze che sarebbe meglio evitare una volta che avete compiuto i sessantacinque anni. Anche se vi sentite in gran forma, queste vacanze avventurose rappresentano un grande affaticamento per il corpo, in particolare se, per via dell'altezza, si verifica una certa mancanza di ossigeno (ipossia). Anche una vacanza sulla spiaggia non è molto adatta per un anziano. Già per un ventenne, una giornata intera di sole e calore non sarebbe consigliabile, e il vostro sistema immunitario ne risente quando fate bagni di sole prolungati.
- Attenzione alle **malattie intestinali.** La dissenteria non solo può rovinare la vostra vacanza, ma procurarvi una carenza di liquidi e la conseguente disidratazione. Il sangue diventa troppo denso e quindi si possono verificare trombosi e insufficiente irrorazione sanguigna. Se non si è fatta adeguata attenzione e preso le norme di sicurezza abituali che vengono suggerite per i paesi esotici (bere sempre acqua minerale o precedentemente bollita, anche per lavarsi i denti, non consumare cubetti di ghiaccio, né verdura cruda o insalata), e si verifica un caso violento di dissenteria, dovreste subito consultare un medico locale, che sa perfettamente cosa fare in questi casi.

- Portare con voi una **quantità sufficiente di farmaci.** Persino negli Stati Uniti risulta molto difficile acquistare prodotti che richiedono la prescrizione medica.
- Ricordate di tenere sempre con voi **l'indirizzo di consolati e medici** e, se è il caso, stipulate una polizza assicurativa adeguata. In teoria in questo modo siete adeguatamente coperti.

Per i viaggi in aereo

Milioni di persone viaggiano ogni anno con l'aereo per raggiungere i luoghi di vacanza. Sebbene i casi di emergenza sanitaria siano molto rari (e spesso c'è sull'aereo un medico pronto a intervenire), è sempre meglio sapere a cosa si va incontro sulle lunghe tratte di percorrenza.

- L'aria nella cabina è estremamente secca. La percentuale di umidità è del 15% circa, quindi un quarto appena del valore normale. Il che significa che le mucose delle vie respiratorie possono seccarsi e respirando perdiamo più acqua di quanta non ne assorbiamo. Per questo motivo durante il volo è preferibile bere molto, almeno un quarto di litro all'ora (acqua o succo di frutta, non caffè né alcolici).
- Sui pericoli di trombosi dovuti alla necessità di rimanere seduti a lungo nel caso di lunghe tratte, è stato scritto molto. Come prevenzione si consiglia quanto segue: 1. Prenotate un posto a sedere vicino al corridoio, in modo da poter allungare le gambe e alzarvi spesso senza disturbare gli altri. 2. Muovete spesso i piedi disegnando un cerchio oppure sollevate, alternandoli, talloni e dita. In questo modo si attiva la «pompa» all'interno dei polpacci, che spinge verso l'alto il sangue nelle vene. 3. Indossate calze strette, meglio se a compressione graduata, anche se non avete mai sofferto di disturbi alle vene. Nel caso di vene varicose conclamate, o se avete avuto una trombosi, è consi-

Novità dalla scienza

A un'altezza di 2400 m – che corrisponde alla pressione nella cabina dell'aereo – l'ossigeno che deve essere costantemente fornito alle nostre cellule riesce a penetrare ad appena il 70% della forza che abitualmente avrebbe a terra. Quando un organo non riceve ossigeno e sangue a sufficienza, per esempio nel caso di una patologia coronarica, la situazione potrebbe diventare effettivamente molto grave. Anche i pazienti che soffrono di problemi polmonari sono messi in pericolo dal diminuito apporto di ossigeno e dovrebbero sempre consultare il proprio medico prima del viaggio.

gliabile farsi fare un'iniezione per diluire il sangue (per esempio di eparina) prima dell'inizio del viaggio, o farsela da sé (è semplicissimo!).

- Sugli aerei si hanno spaventosi spifferi d'aria, quindi, sin dall'inizio del viaggio, avvolgetevi intorno al collo una sciarpa di lana (ricordate inoltre che gli indumenti di lana leggera sono l'abbigliamento migliore per un viaggio in aereo).

E non siate troppo diffidenti: magari il vostro grasso vicino di posto, che vi innervosisce al solo guardarlo, è una persona assolutamente affascinante, con cui si potrà – chi lo sa? – fare amicizia durante il viaggio.

Capitolo 10

L'ETÀ NON È UNA MALATTIA, MA LA SALUTE È IL MIGLIOR FARMACO ANTINVECCHIAMENTO

- Il rapporto con i medici
- Il ruolo di noi pazienti
- Trattare le malattie nel modo corretto

Temo che ormai siano passati i tempi in cui il medico curante era il nostro medico, qualcuno che ci conosceva da un'eternità, con cui si parlava volentieri, che ci visitava e ci consigliava. Una persona cui confidare quando il matrimonio andava in crisi, quando i figli prendevano brutti voti, quando si iniziava a bere troppo alcol. Che sapeva le medicine tollerate e quelle non tollerate. E dal cui studio ve ne andavate con la sensazione che non fosse soltanto un buon medico, ma anche un amico, uno di famiglia. Sono anche passati i tempi in cui si poteva chiamare il medico a qualsiasi ora del giorno e della notte, anche durante i giorni di festa, quando pioveva o nevicava. Adesso, quando ci va bene, arriva la guardia medica, un estraneo.

Siamo noi stessi colpevoli di questa situazione, dato che abbiamo accettato che il nostro moderno sistema sanitario desse preminenza assoluta alla medicina specialistica. (Nulla in contrario, ovvio, quello che non accetto è invece la sua assoluta preminenza.) Indifferenti, abbiamo lasciato che una delle principali virtù del medico, il saper ascoltare, valutare, consigliare, in pratica il dialogo con il paziente, venisse vista come inutile, non fosse più presa in considerazione, e quindi praticamente soppressa. L'unica speranza è che la situazione non degeneri ulteriormente, negando del tutto l'utilità del servizio sanitario nazionale a favore di una privatizzazione totale e totalizzante.

La medicina in cinque minuti: che regresso! Che sciocchezza!

Breve introduzione al corretto rapporto con i medici

Supponiamo che siate appena stati dal vostro medico, e che vi abbia diagnosticato una bronchite acuta. Consegnate la ricetta al farmacista, poi tentennate. Di colpo non siete più così sicuri che quella medicina vi serva effettivamente. Tutti quei prodotti chimici, pensate, e i loro effetti collaterali (il foglietto che accompagna il farmaco vi dà come sempre l'idea di trovarvi a un film dell'orrore). E, soprattutto, decidete che è inutile attaccare un drappello sparuto con un intero battaglione...

Un altro esempio: siete fermamente decisi a seguire i consigli del medico, a perdere quei cinque chili di troppo per contrastare la pressione alta. E invece, arrivati a casa, la cosa vi fa tutto un altro effetto. « Ma che stupidate », dicono le vostre amiche. « A cosa vuoi che ti serva... Perché vuoi vivere male? »

E così non si fa più nulla: le pastiglie per la bronchite rimangono nel cassetto, fino a quando saranno scadute, i cinque chili pesano sui fianchi e la pressione resta elevata.

La scienza definisce questo comportamento « *non compliance* », cioè, in inglese, « insufficiente propensione del paziente a collaborare alle misure terapeutiche ». Il che significa miliardi di euro di medicine gettati ogni anno e pazienti che non si curano, a proprio danno. A voler cercare i motivi, allora si apprende dagli esperti che la cosiddetta fedeltà alla terapia fa acqua da tutte le parti e che dove un tempo c'era fiducia, oggi dominano scetticismo e insicurezza. Che la comunicazione tra medico e paziente è compromessa, che il primo manca di schiettezza, mentre il secondo di tempo e costanza. E così i malati oscillano in uno stato tra fiducia e pessimismo, e oscilla anche la loro propensione a comportarsi nel modo corretto.

Competenza nei confronti dei pazienti è la parola chiave

«Per il trattamento di una malattia non esistono regole stabilite. Bisogna sempre valutare le possibilità che si hanno, e le decisioni devono essere prese attraverso il rapporto con il paziente, considerando i suoi desideri ed elaborando con lui una direzione da seguire.»

Questa asserzione intelligente proviene da un mio docente, il professor Helmuth Lydtin, che all'epoca, circa quindici anni fa, aveva già intuito il drammatico cambiamento che si stava prospettando nei rapporti tra medico e paziente. Nel sistema fino ad allora vigente, prevalentemente paternalistico, esisteva da un lato l'autorità indiscussa del medico in camice bianco e dall'altro l'ovvia sottomissione del paziente. Nel frattempo, questo rapporto stava assumendo via via sempre più i connotati di un rapporto d'affari. Fino a qui, nulla di male. Ma un rapporto tra partner significa che il paziente deve comunque dire la sua, dato che si tratta della sua malattia, del suo trattamento. E lo può fare solo quando è veramente competente, il che significa quando ha a propria disposizione sufficienti conoscenze mediche. E qui viene il lato difficile. Perché chi potrà passargli le informazioni necessarie e potrà risolvere le sue paure, le sue esigenze

Il «semidio in camice bianco» è un modello fuori moda.

Via la pancia con il prosciutto?

In Germania, un giornale ha riportato un paio di anni fa questa notizia: «Si sono ormai acquisite prove che confermano come le donne possano perdere peso nella zona dei fianchi e del sedere mangiando la parte corrispondente del maiale, cioè il prosciutto. E quanto più ne mangiano, meglio è». Evidentemente qualcuno ha voluto interpretare la formula omeopatica «*Similia similibus curantur*» (i simili curano i simili) in modo alquanto personale...

personali, le sue situazioni private, se non il medico? Ma proprio il medico, nel modo moderno di concepire il sistema sanitario, non ha più tempo per indugiare in discorsi con il paziente.

La competenza necessaria può essere ovviamente anche acquisita per altre strade: libri, riviste di settore, trasmissioni televisive e soprattutto Internet offrono una vasta gamma di informazioni. Tuttavia è in genere sempre molto difficile e faticoso elaborare dati utili attraverso la marea di notizie serie e non serie, affidabili, commerciali e talvolta semplicemente idiote o criminali.

Soprattutto, una cosa non può essere comunque rimpiazzata dalle fonti del sapere, qualunque esse siano: l'inclinazione umana. L'immagine che ci siamo fatti del «paziente del futuro», un partner freddo, deciso, iperinformato, non corrisponde, almeno per esperienza personale, alla realtà.

Il paziente, quando è veramente ammalato, non può essere freddo. È anzi insicuro, pieno di paure, talvolta disperato, lontano da una società sempre più competitiva alla quale, proprio per via della sua malattia, non appartiene più. Forse è anche anziano, e la sua sicurezza è così ridotta al minimo. E nella sua testa si assiepano tutte le informazioni che lui o i suoi amici hanno preso da Internet. Ovviamente non può riordinarle nel modo corretto, e non sanno affatto rassicurarlo. Come potrebbero?

Ha bisogno, ora come venti o cinquant'anni fa, di un uomo che lo «riconosca», citando un'espressione tratta dal bellissimo libro *Geschichte eines Landarztes* di John Berger.* Un uomo che, come pari grado che prende parte a una decisione, lo guidi e gli spieghi le possibilità e gli ostacoli di una guarigione. E che gli dimostri di essere pronto ad accompagnarlo con costanza e con tanta comprensione.

* John Berger, *Geschichte eines Landarztes*, Carl Hanser Verlag, Monaco di Baviera, 1998.

Signor dottore, siamo in sintonia?

Prima di mettervi alla ricerca di un medico simile, vi dovreste innanzitutto chiedere che tipo di dottore, uomo o donna, corrisponda al meglio alle vostre necessità (chi ha già un medico di cui è contento e soddisfatto potrebbe saltare le pagine seguenti). È forse

- il **tecnico freddo,** che giunge rapidamente alla diagnosi e controlla che nello studio tutto funzioni al meglio? Se anche voi vi basate soprattutto sulla ragione, forse avrete le medesime lunghezze d'onda e potreste anche comunicare su un piano intellettuale;
- il **partner fraterno?** È la scelta giusta se voi siete amichevole, affettuoso, timido, oppure se siete una persona introversa (tuttavia fate attenzione: se indugiate troppo a lungo, anche il medico dall'anima più fraterna potrebbe perdere la pazienza);
- il **guru?** Ideale per tutti coloro che si lasciano influenzare facilmente e sottomettere volentieri. Anche quando un paziente è giudicato «difficile», «scettico» oppure «ostinato», il guru potrebbe rappresentare una buona soluzione. Può rapportarsi al meglio proprio con il paziente un po' stressante.

Nella ricerca del medico ideale, seguirete certamente i consigli degli amici, e forse ne proverete più d'uno. Eccovi quindi un paio di punti di riferimento, per valutare e trarre conclusioni sull'atmosfera generale e l'efficienza del medico:

- **Un ambulatorio deve brillare di pulizia.** Niente risulta più disastroso degli studi medici poco curati, puliti in modo approssimativo, disordinati. Potrebbe darsi che questa forma di sciatteria si estenda anche ad altri settori dell'igiene e metta in pericolo la sicurezza, per esempio se gli strumenti non sono adeguatamente sterilizzati.
- **Le infermiere sono il biglietto da visita di uno studio.** Fate attenzione se vi salutano immediatamente in tono ami-

chevole e, se necessario, vi chiedono un po' di pazienza, anche quando si è scatenato un vero inferno, tutti stanno telefonando o sono impegnati a fare qualcosa. Le brave infermiere si riconoscono dal fatto di rivolgersi sempre ai pazienti, anche se sotto stress, di dare sempre la sensazione che siete importanti e i benvenuti. Non c'è niente di peggio di persone scostanti, disinteressate, che magari continuano le loro conversazioni private davanti al paziente in attesa. Dimostrano di non avere alcuna attenzione nei suoi confronti, e probabilmente non ne ha nemmeno il medico che accetta comportamenti simili.

- **I tempi di attesa sono spesso imprevedibili.** Può infatti capitare che un numero notevole di malati senza appuntamento passi davanti a voi che invece l'avete – casi urgenti, per così dire. E tuttavia, ricordate che i tempi di attesa medi sono di 30-45 minuti, e che di più non dovreste proprio aspettare; inoltre, di tanto in tanto, qualcuno dovrebbe gentilmente informarvi dei tempi di attesa. Gli studi dove tutti, in genere, sono costretti a rimanere a lungo sono semplicemente mal gestiti.
- **Quando finalmente siete entrati**, arriva il momento in cui si decide se «siete adatti l'un l'altro». Durante tutto il tempo della visita, il medico dovrebbe essere tranquillo, concentrato, dedito a voi. Non deve telefonare né rivolgersi al computer (per lo meno non all'inizio) e nemmeno parlare con l'infermiera. Se non si tratta di una comune influenza, e se fate capire che siete alla ricerca di un nuovo medico di famiglia, allora dovrebbero darvi subito un nuovo appuntamento per una visita lunga e approfondita, in cui esporrete la vostra anamnesi e sarete sottoposti a una prima visita completa.
- **Datevela a gambe** quando il medico prende subito in mano il ricettario, senza visitarvi né ascoltare le vostre descrizioni per farsi un'impressione del vostro stato fisico, oppure quando lo stesso, prima ancora di avervi parlato o visitato, vi invia subito a fare radiografie, elettrocardiogramma, ultrasuoni ed esami del

sangue. E soprattutto se l'infermiera vi spinge subito nei vari reparti – se presenti – prima ancora che abbiate avuto l'occasione di guardare il medico in faccia.

La salute viene spesso confusa come la richiesta inconfutabile del singolo nei confronti della comunità, secondo il motto: la società mi deve garantire la salute. Ovviamente la cosa non è tanto semplice. Credo infatti che i pazienti più intelligenti e competenti sappiano che le loro pretese non possono essere in questo settore infinite. Che non possono prescrivervi gratuitamente, quindi a carico della comunità, trattamenti di benessere. E che tutti noi siamo impegnati a trattare con grande cura corpo e mente, i nostri beni più preziosi.

La malattia non è il contrario dell'essere sani, ma una parte della vita.

Ovviamente come pazienti avete anche una serie intera di diritti, che dovreste conoscere e se necessario imporre, anche ricorrendo a una causa legale (v. Appendice, p. 275).

Trattare in modo corretto le malattie durante la vecchiaia

Cosa? Vi sentite bene? Ne siete sicuri?

Non credete a chiunque voglia convincervi che a sessantacinque o settantacinque anni sia del tutto «normale», «naturale» e «inevitabile» avere articolazioni dolenti o disturbi nel focalizzare il pensiero. Ovviamente quando si invecchia si possono verificare disturbi nelle prestazioni del cervello (a volte anche molto tempo prima) o forme di artrosi, oppure qualche altra malattia. Ma si tratta comunque di malattie che colpiscono voi come persone, non come classe d'età, e che devono essere diagnosticate e trattate adeguatamente.

Forse in questo momento siete sorpresi, perché l'idea che essere anziani significhi automaticamente avere problemi fisici si mantiene ancora pervicacemente nella coscienza collettiva. Quindi, non leggerete mai, nella descrizione di un settantacinquenne, che è «sano» o «in forma», bensì «straordinariamente robusto». Dove la cosa va interpretata nel modo seguente: normale non è, perché sarebbe normale se non fosse robusto.

La malattia durante la vecchiaia è una malattia, non la normalità.

Ovviamente, l'esposizione alle malattie aumenta con gli anni: il sistema immunitario non è più così efficace, e non si riesce più sempre a evitare una forte influenza, un tumore, una forma di herpes; le articolazioni reggono da decenni il peso – e forse il sovrappeso – del corpo, registrando qualche danno; anche i processi metabolici sono più lenti. Tuttavia non è poi così comprensibile la convinzione di molti che malattie e dolori siano un destino imprescindibile, ineluttabile dell'età. Sopportano i disturbi, invece di fare subito di tutto per vincerli e tornare presto in salute.

Si suppone che all'incirca la metà delle persone che hanno la pressione alta non lo sappiano, o non vogliano saperlo. Dell'altra metà, ancora il 50% sarebbe curato in modo inadeguato, cioè con farmaci insufficienti. Il che sostanzialmente implica che a loro non importa proprio essere trattati nel modo corretto oppure no. E lo stesso vale per chi soffre di diabete. Sciatteria? Fatalismo? Ignoranza? Oppure i pazienti indifferenti sono convinti che «tanto non si hanno più vent'anni»? Peccato, perché davvero in molti casi sussiste la possibilità di evitare le conseguenze peggiori.

Quando ci si ammala a settanta e ottant'anni, si corre un rischio duplice: da una parte infatti per il corpo non è più così facile difendersi dalle infezioni. (Sebbene le altre malattie, per esempio i tumori, abbiano un decorso meno rapido e maligno

Novità dalla scienza

Le novità più rivoluzionarie riguardano il giusto impiego delle medicine. Grazie alla scoperta del codice genetico umano, infatti, ora è possibile assegnare le malattie ereditarie a uno o più geni specifici. Ma si è anche scoperto che l'efficacia dei farmaci dipende molto proprio dai geni ereditati, che stabiliscono in che misura le sostanze vengono elaborare dal corpo umano e quindi distrutte. E così in futuro si saprà con precisione quale preparato funziona in modo ottimale per un dato paziente, e quale dosaggio si deve scegliere.

L'impiego di medicamenti e il loro dosaggio è proprio negli anziani una questione da valutare con grande sensibilità, perché le sostanze contenute agiscono in loro in modo diverso, cioè più lentamente. Ciò dipende dalla rallentata eliminazione delle sostanze attraverso fegato e reni, che si riscontra appunto negli individui anziani.

nei pazienti anziani.) Dall'altro, il paziente ha difficoltà a lottare contro pensieri cupi, contro la consapevolezza che potrebbe essere l'inizio della fine. Sensazioni di paura o rassegnazione non permettono al nostro corpo di attivare tutte le sue forme di autodifesa. Forme indispensabili, anche quando si è vecchi. Quindi vale sempre la pena rimanere combattivi e non abbandonare mai, nemmeno per un momento, la speranza.

Speranza e fiducia sono strumenti eccezionali per tornare presto in salute.

Ed ecco alcune informazioni sulle malattie più comuni che colpiscono gli anziani e le loro possibilità di trattamento.

Osteoporosi

Quanto più alta è l'aspettativa di vita di un uomo, tanto maggiore è il pericolo che possa riscontrare un notevole ridimensionamento dello spessore osseo. Ne sono colpite soprattutto le donne, dato che il loro corpo produce, a partire dalla menopausa in poi, molti

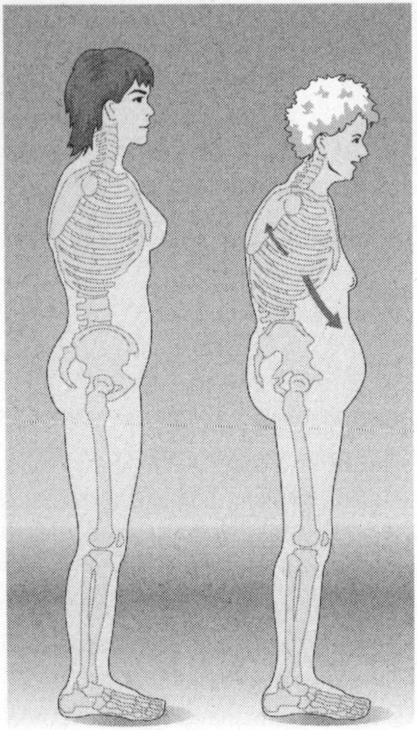

Osteoporosi: la colonna dorsale si modifica, e in questo modo si viene a formare la gobba.

meno estrogeni, e quindi non esiste più l'equilibrio tra produzione e riduzione ossea. Nel Capitolo 2 trovate le informazioni necessarie a prevenire l'osteoporosi (v. p. 34 ss.). Qui invece desidererei introdurre le tecniche di cura di una osteoporosi già in corso.

- La **regola più importante:** l'osteoporosi non solo può, ma deve essere curata. Altrimenti sussiste il pericolo che spina dorsale e ossatura del femore si fratturino per un movimento sbagliato o una leggera caduta. Le conseguenze sono fatali: invalidità, dolori acuti, spesso perdita dell'autonomia.
- La **terapia** è decisamente migliorata negli ultimi anni con l'introduzione dei biofosfonati. Questi farmaci rallentano o bloccano la rarefazione delle trabecole ossee, e in questo modo favoriscono addirittura un miglioramento dello spessore osseo. Utile risulta l'assunzione di calcio e vitamina D, per esempio sotto forma di pastiglie effervescenti; in questo modo si rafforza la mineralizzazione dell'osso che si è appena formato. Nei casi più gravi, il medico curante vi consiglierà probabilmente anche una cura ormonale, che dovrebbe anch'essa rallentare la rarefazione ossea. Dopo che gli estrogeni sono stati messi in

discussione per i noti effetti collaterali, si è passati all'utilizzo di altre sostanze estrogene alternative, i modulatori dei recettori selettivi degli estrogeni, che limitano l'insorgenza del tumore al seno e pertanto risultano più sicuri.

Fare quotidianamente passeggiate, gite in bicicletta o ginnastica dovrebbe essere una scelta ovvia proprio nelle persone anziane.

- **Senza la terapia del movimento** qualsiasi trattamento contro l'osteoporosi è inutile. Il movimento aiuta infatti la stabilizzazione ossea e previene le fratture. Anche dopo una frattura ossea con dolori talvolta forti, si deve iniziare il prima possibile una terapia di movimento. Allo scopo è importante che il medico, soprattutto all'inizio, prescriva un antidolorifico adatto (dopo una frattura anche un oppiaceo, come cura temporanea, quindi una sostanza simile alla morfina), in modo che il paziente possa svolgere il programma di esercizi.

Indossate cuscinetti di protezione quando c'è neve o ghiaccio.

- **Se il pericolo di frattura ossea è elevato,** quindi quando le ossa risultano molto sottili, si possono indossare speciali protettori per i fianchi. Si tratta di gusci di plastica imbottiti e fissati a dei pantaloni speciali e che evitano, in caso di urto, la frattura dell'osso.
- La **misurazione dello spessore osseo** contribuisce alla formulazione della diagnosi e mostra se le ossa si sono ben stabilizzate dopo il trattamento.

Problemi cardiocircolatori

Le malattie cardiache e circolatorie rappresentano sicuramente i disturbi fisici più frequenti quando si giunge alla terza età. In realtà, la sequenza andrebbe così ribaltata: prima le malattie dei vasi sanguigni, poi il cuore, dato che quasi tutti i problemi di cuore nascono proprio quando le arterie, ristrette e calcificate, non permettono più il passaggio di sostanze nutritive e soprattutto portano poco ossigeno al muscolo cardiaco. Una macchina dalle prestazioni così elevate come il cuore umano reagisce a un approvvigionamento lacunoso con mutamenti notevoli. Ecco i più importanti:

- **Infarto cardiaco:** quando improvvisamente si chiude una delle arterie coronariche automaticamente perisce quella parte del muscolo cardiaco che era irrorata di sangue da questa arteria. Nel caso di pazienti con restringimenti coronarici, i medici possono aprire il vaso sanguigno con un minuscolo palloncino infilato nell'aorta, in modo da ripristinare il passaggio. In genere poi si fornisce il supporto necessario a prevenire l'occlusione del lume applicando uno stent, ossia un dilatatore artificiale. Questo procedimento si può utilizzare persino in pazienti

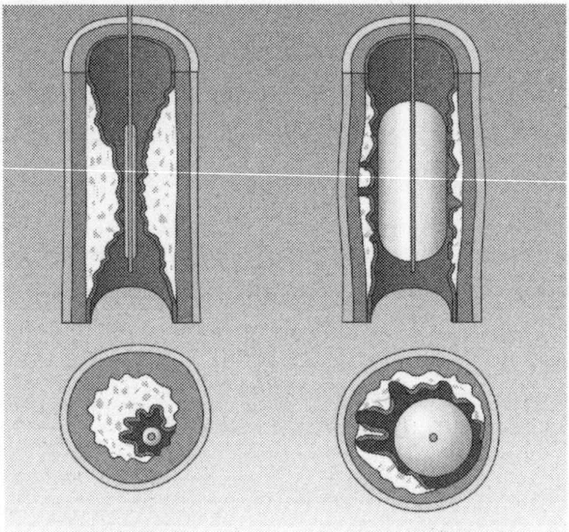

Ampliamento di vasi sanguigni occlusi.

novantenni. Ma anche gli interventi di applicazione di bypass che sostituiscono le arterie occluse sono oggi possibili nei pazienti più anziani, grazie soprattutto al miglioramento delle tecniche anestetiche.

- **Aritmie (disturbi del ritmo cardiaco):** diversi sono i motivi che stanno alla base di un ritmo cardiaco troppo rapido, troppo lento o irregolare. La causa può essere infatti un funzionamento difettoso del «segnatempo» insito nel nostro corpo: si tratta delle cellule i cui segnali scandiscono il ritmo del battito cardiaco, le sue contrazioni. Oppure gli impulsi nervosi di queste cellule non sono più correttamente inviati. Anche in questo caso la causa è spesso una cattiva irrorazione sanguigna.
  Le aritmie vengono in genere trattate con farmaci specifici. Quando il battito diventa troppo lento, il paziente ha comunque bisogno di un pacemaker. I nuovi apparecchi hanno dimensioni minime (pochi centimetri), sono piuttosto piatti e possono essere impiantati dietro il muscolo toracico, dove non creano alcun impiccio né possono cadere. Il pacemaker è collegato al muscolo cardiaco con degli elettrodi, attraverso i quali il

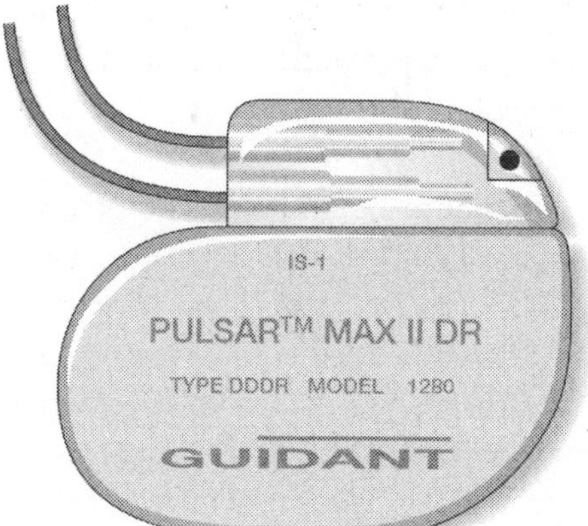

Il pacemaker (grandezza naturale) viene impiantato dietro il muscolo toracico.

Fate attenzione!

Gli attacchi cardiaci non scoppiano mai a ciel sereno. Sussistono infatti sempre segnali preventivi che si dovrebbero conoscere per poter intervenire tempestivamente e nel modo più corretto.

Del dolore « devastante » che si sente nel torace tutti sono a conoscenza, e sanno che in questo caso sussiste la minaccia di infarto e che quindi si dovrebbe essere portati quanto prima in clinica. Ma anche altri segnali andrebbero tenuti in seria considerazione:

- una sensazione di restringimento o bruciore nel torace (*angina pectoris*) quando si salgono le scale o si esce in inverno al gelo (tipico segno della mancanza di ossigeno nel cuore);
- brevi vertigini (possono essere segnali di aritmie, ma anche una minaccia di infarto);
- mancanza di respiro già in caso di sforzo minimo o salendo le scale (indica un'insufficienza cardiaca);
- quando si devono utilizzare tre cuscini mentre si sta sdraiati perché altrimenti non si riceve aria a sufficienza (segnali di un'insufficienza cardiaca);
- gambe gonfie e presenza di liquido (segno di insufficienza cardiaca).

miocardio riceve i corretti impulsi elettrici riprendendo pertanto il giusto ritmo. Oggigiorno l'applicazione del pacemaker è un'operazione di tutta sicurezza.

- **Debolezza del muscolo cardiaco:** l'intensità di pompaggio diminuisce, il cuore si allarga, diventa floscio e stanco. La si cura con farmaci adeguati (*ACE-inibitori*, *betabloccanti*, eventualmente *farmaci che diluiscono il sangue*). Fino a poco tempo fa si credeva che il riposo e il riguardo fossero la cura migliore per il paziente, al fine di rilassare il cuore. Ora invece si è scoperto che al cuore giova maggiormente una terapia di movimento molto attenta, ovviamente sotto controllo medico.

- **Carente irrorazione sanguigna degli arti inferiori:** i pazienti che ne sono affetti riescono a camminare per 20-50 metri, quindi devono fermarsi per i dolori al polpaccio. È una malattia tipica della vecchiaia, quando i vasi sanguigni che irrorano le gambe sono alterati dall'arteriosclerosi, e pertanto ristretti o bloccati. Tra le cause principali vi sono il fumo, una pressione sanguigna elevata, alti valori di colesterolo, eventualmente diabete. Poiché camminando i muscoli delle gambe necessitano di più ossigeno, l'approvvigionamento di sangue non è sufficiente: chi ne è colpito avverte delle fitte improvvise e deve aspettare fino a quando il dolore scompare. Nella maggior parte dei casi si può ricorrere ai farmaci (per esempio aspirina). La misura più importante è comunque una forma di ginnastica motoria adeguata, così da stimolare il corpo a formare nuovi vasi sanguigni al posto di quelli occlusi e quindi realizzare una circolazione collaterale. Quando tuttavia sussiste il pericolo di una chiusura totale dei vasi, si deve ricorrere all'intervento chirurgico e salvare la gamba con l'applicazione di bypass.

Diabete mellito

Questa patologia compare in due forme: nel tipo 1, le cellule insulari nel pancreas non riescono più a produrre insulina. Il tipo 2 si riferisce invece a uno stato in cui l'insulina è sì presente, ma non agisce più in modo corretto – si parla di una «resistenza», quindi di una insensibilità del tessuto nei confronti dell'insulina. In questo modo il corpo non riesce più ad assorbire nelle cellule i carboidrati immessi con il cibo e lo zucchero nel sangue aumenta. Il numero dei pazienti che soffrono di questa tipologia è in aumento. E anche l'età in cui la malattia compare si sta sempre più abbassando. Accanto a una predisposizione ereditaria, la causa principale è da collegare al benessere, che crea scompenso al metabolismo per via di uno stile di vita più comodo e privo di movimento.

- **Cosa può succedere?** Il diabete è una malattia infida e maligna. Se non viene curata in modo ottimale, provoca malfunzionamento renale, disturbi alla vista fino alla cecità (attraverso l'alterazione della retina), disturbi nervosi molto dolorosi, danni ai vasi sanguigni. La complicanza più temuta è l'ictus: nei soggetti che soffrono di diabete il rischio è cinque volte più alto rispetto agli altri individui.
- **Voi stessi dovreste saper gestire la vostra malattia!** Nelle forme più tenui del tipo 2 basta spesso perdere cinque chili per raggiungere una normalizzazione dei valori di zucchero nel sangue. Al contempo dovete praticare regolarmente sport per stimolare il metabolismo. Per contro, non è necessario seguire una dieta molto rigida. L'unico accorgimento sarebbe rinunciare ai carboidrati che vengono assorbiti molto velocemente dall'organismo – quindi zucchero, miele, marmellata, pane bianco, dolci, pasticcini, bevande dolci e così via – ricorrendo a prodotti a lenta scissione, come cereali integrali, riso, frutta e verdura. Anche la quantità di grasso che assumete quotidianamente dovrebbe essere molto ridotta. Solo quando attraverso queste misure non si riesce a giungere a una normalizzazione del metabolismo dovreste ricorrere ai farmaci. La cosa migliore sarebbe rivolgersi a un centro specializzato e assumere i farmaci adeguati – ipoglicemizzanti orali o iniezioni di insulina.

Per controllare i due tipi di diabete mellito si devono eseguire regolarmente analisi urinarie per il glucosio e i chetoni. La paura nei confronti delle iniezioni di insulina è del tutto infondata: si impara a eseguirle facilmente e con i moderni strumenti si può somministrare la quantità esatta dell'ormone praticamente senza dolore. Inoltre, attualmente viene persino fornito uno spray nasale di insulina, eliminando così del tutto il ricorso alle iniezioni.

- **Attenzione ai piedi!** A causa dei danni vascolari e nervosi, anche la percezione del dolore risulta alterata. Per questo motivo potrebbe anche accadere che ferite, vesciche, gonfiori e lesioni non vengano subito individuati. È una situazione pericolosa, perché da questi danni minori possono insorgere ferite e infezioni fino alla cancrena. Nei casi peggiori il piede non può più essere salvato e quindi deve essere amputato. Una conseguenza terribile, che si sarebbe potuto comunque ovviare con cure attente e trattamento tempestivo.

Disturbi della memoria e di altre facoltà cognitive

Consolatevi, non siete gli unici. Praticamente, tutti gli ultracinquantenni avranno almeno una volta lamentato un calo di memoria o di non riuscire più a notare le cose. Cosa che lamentano anche coloro le cui capacità mnemoniche sono per noi sorprendenti, dato che, pur anziani, riescono ancora a ricordare perfettamente intere biblioteche di libri. La memoria è comunque fortemente correlata all'esercizio: più spesso vi costringete a sondare nei ricordi più profondi e riportate in superficie elementi o conoscenze immagazzinati in passato, più volentieri le vostre cellule grigie vi seguiranno (vedi anche Capitolo 3: «Attivi mentalmente», p. 51 sgg.).

> **_Use it – or lose it_: utilizza il cervello, altrimenti lo perderai**

La maggior parte dei disturbi cerebrali negli anziani sono in effetti lacune dovute a una mancanza di esercizio. Compaiono soprattutto quando si vive soli, si parla poco e non si ha nessuno cui dire quello che si pensa. Perché con la conversazione si ripetono fatti, «ci si muove nel pensiero», si «imprimono» ancora una volta le cellule della memoria.

Per riconoscere i disturbi mnemonici di origine patologica, l'inizio non è in genere facile: da un lato infatti gli attacchi non sono regolari, dipendono dal momento della giornata o dallo stato generale della persona affetta. Dall'altro, proprio le persone che hanno problemi di memoria sono più suscettibili, e quando capiscono di non ricordare più le parole, i nomi o le situazioni, riformulando spontaneamente delle spiegazioni o nascondendosi dietro storie fantasiose o reinterpretazioni.

Compito principale del medico che vuole aiutare un paziente affetto da problemi di memoria consiste nello scoprire le cause del disturbo e se lo si può curare.

I motivi alla base di una diminuzione della memoria

- **Restringimento dei vasi sanguigni,** quindi arteriosclerosi cerebrale, che è di gran lunga il motivo principale dei disturbi neurologici nella terza età. Proprio come il muscolo cardiaco deve ricevere ossigeno e sostanze nutritive in dosi ottimali, anche il cervello necessita di un'irrorazione sanguigna praticamente illimitata per funzionare, il che significa permettere l'importante scambio di informazioni tra tutte le cellule cerebrali. Con l'occlusione delle minuscole arterie del cervello si ha la necrosi di gruppi di cellule, i cosiddetti infarti cerebrali, riscontrabili anche attraverso la tomografia computerizzata (TAC), a patto che abbiano dimensioni notevoli o siano in gran numero.
  Come trattarlo? La misura principale è ovviamente l'eliminazione di tutti i fattori che provocano danni alle arterie: fumo, pressione alta, elevati valori di colesterolo. I diabetici dovrebbero inoltre mirare alla normalizzazione dello zucchero nel sangue. I valori ematici, soprattutto la fluidità del sangue, devono essere corretti. Per diminuire l'accumulo delle piastrine nel sangue i medici somministrano dosi minime di aspirina (100 mg al giorno). Inoltre anche il movimento regolare è importante, dato che aumenta il contenuto di ossigeno dei tessuti.

- In caso di **ictus**, una parte del cervello non viene irrorata. La causa è l'occlusione oppure lo scoppio di un grande vaso nella testa. Il tessuto colpito si necrotizza, cioè muore, e con lui anche la capacità di muovere un braccio o una gamba, di parlare, di riconoscere, di capire, di pensare o ricordare.
  I **segni indicatori** che in genere prevengono un ictus non sono così conclamati e durano circa un paio di minuti:
  brevi disturbi alla parola – paralisi temporanea o debolezza degli arti superiori e/o inferiori – disturbi visivi – vertigini – cefalee violente e inusitate.
  Se riscontrate questi sintomi chiamate immediatamente l'ambulanza e fatevi accompagnare in una clinica adatta, meglio se dotata di un centro di terapia intensiva. Anche se all'arrivo dell'ambulanza tutto sembra tornato normale. Solo in questo modo si riesce a evitare la catastrofe incombente. Come prevenzione è consigliabile farsi controllare non solo cuore e pressione sanguigna, ma anche i vasi sanguigni stessi che alimentano il cervello, ricorrendo agli ultrasuoni. Con queste analisi semplici e indolori, le cui spese in genere vengono coperte dal servizio sanitario nazionale, si può giudicare con precisione se le arterie sono alterate o addirittura ristrette.

  Dall'età di 55 anni si dovrebbe controllare regolarmente lo stato delle arterie!

  Dopo un ictus, il soggetto colpito e i suoi familiari hanno bisogno di molta pazienza. Spesso comunque si riesce, dopo mesi o anche anni, a ripristinare una buona parte delle conoscenze preesistenti.
- La **depressione** è tra i motivi principali dei disturbi della memoria. È come se il cervello fosse paralizzato e non riuscisse a vivere una simile situazione. Negli uomini anziani spesso si tralasciano, o non si curano opportunamente, gli stati depressivi: in genere la stanchezza tipica, la mancanza di stimoli e la carenza di memoria si attribuiscono proprio «all'essere anziani».

Le **cause della depressione** sono in genere non solo condizioni di vita gravose, ma anche una diminuita produzione nel cervello dei cosiddetti neurotrasmettitori, in particolare la serotonina. Attraverso gli psicofarmaci moderni e il carbonato di litio si possono superare questi disturbi e conseguentemente normalizzare stato dell'umore e capacità intellettiva. Chi è in buona forma fisica dovrebbe sottoporsi a un allenamento intenso, per esempio fare jogging tre volte alla settimana. Gli esercizi per migliorare la resistenza liberano infatti grandi quantità di serotonina, così da poter in alcune circostanze rinunciare all'impiego di farmaci. Durante i mesi più bui il livello di serotonina è basso, tanto che spesso alcuni pazienti ricadono nella depressione durante i mesi invernali. A questi soggetti può giovare la cosiddetta terapia luminosa.
Le **patologie che colpiscono la tiroide** durante la vecchiaia, con fenomeni di ipo e iperfunzionamento, possono essere tra le cause di depressione. (Si veda anche Capitolo 11: «Contro depressione e solitudine», p. 247 ss.)

- **La malattia di Alzheimer**

La demenza dovuta alla malattia di Alzheimer era fino a poco tempo fa considerata non solo un vero mistero, ma anche una forma fatale, da cui non era possibile uscire, per via dell'impossibilità di fermare il progressivo decadimento di memoria, capacità intellettiva e personalità. Fortunatamente, negli ultimi anni i risultati della ricerca hanno svelato molti segreti, e con queste conoscenze aumentano le possibilità di prevenzione e cura in un futuro non troppo lontano.

Senza memoria non è possibile la conoscenza.

Il decorso della malattia prevede tre stadi:
Stadio 1 (durata media 2-4 anni): smemoratezza. Non si ricordano i nomi di oggetti semplici. Non si riescono più a comprendere numeri e cifre. Pochi stimoli.

Novità dalla scienza

Già da tempo si sa con certezza che nel cervello dei pazienti affetti da Alzheimer un ruolo fondamentale è svolto da una proteina, la beta-amiloide, che distribuisce sulle cellule una massa viscosa e per così dire le incolla. Ora si è scoperto come nasce questa proteina, che viene «ritagliata» dagli enzimi, quindi dalle sostanze biochimiche nell'organismo, da una molecola proteica più grossa. I pezzetti si raggrumano, disponendosi come placche sulle cellule nervose e provocando quindi una infiammazione che a sua volta produce un ulteriore mutamento della struttura cellulare. Tra gli studiosi si è ora aperta la caccia a questo enzima. Chi sarà in grado di scoprire un metodo per combatterlo o rimuoverlo, avrà quindi per le mani il metodo per guarire dalla malattia.

L'interesse della scienza si rivolge anche all'ereditarietà. Si sa con certezza che in alcune famiglie si verificano più casi di Alzheimer, che talvolta riguardano anche i giovani. Lo stato della ricerca attuale vede la scoperta di geni in diversi cromosomi, che hanno un ruolo fondamentale per l'ereditarietà della malattia. Ma non esiste ancora un test unitario, e i genetisti fanno notare che constatare nell'anamnesi familiare una tendenza a contrarre la malattia ha poco significato in assenza di possibilità concrete di prevenirla.

Stadio 2 (durata media 2-8 anni): non si riconoscono più amici e parenti. Perdita del senso dell'orientamento. Confusione, paura, insonnia, allucinazioni.
Stadio 3 (durata media 1-3 anni): non si riconoscono più i parenti stretti. Perdita delle competenze linguistiche. Nessun controllo delle funzioni corporee. Tuttavia si registrano spesso reazioni alla musica.

Sono in pericolo? Cosa posso fare?

- Quando parenti diretti, quindi padre, madre, fratelli o nonni, si ammalano, possibilmente in età inferiore ai 60 anni, deve sorgere il sospetto di una forma ereditaria.

- Esistono metodi di indagine che dimostrano parzialmente, anche con anni di anticipo rispetto ai primi sintomi, le avvisaglie della malattia nel sangue, nella fluidità del midollo spinale, nel mutamento delle strutture cerebrali attraverso la tomografia a emissione di positroni (PET). I neurologi possono fornire ulteriori informazioni.
- Ed ecco una serie di misure che si sono dimostrate, secondo studi scientifici, preventive contro l'Alzheimer e che sono consigliabili soprattutto ai parenti di pazienti affetti: diminuire i *valori di colesterolo* nel sangue (se necessario attraverso l'assunzione di *statina*), normalizzare i *valori di omocistina* (attraverso la somministrazione di *acido folico*) e ricorrere a un'alimentazione con molti *antiossidanti*, quindi con alimenti che contengono in percentuali elevate vitamine C ed E. Inoltre è stato anche dimostrato come le persone che impegnano molto il cervello per tutta la vita – e possibilmente anche da giovani – non si ammalano oppure contraggono la malattia in età molto avanzata. Si può desumere che abbiano accumulato una notevole riserva di cellule cerebrali attive, in grado di compensare meglio e più a lungo la perdita di cellule che si verifica con la malattia.
- Le persone affette traggono per un certo lasso di tempo giovamento dai farmaci che migliorano la trasmissione di informazioni tra le cellule.
- Per quanto riguarda l'esercizio cerebrale, le opinioni sono discordanti. È infatti probabilmente più pesante e triste per i malati non poter svolgere i compiti assegnati piuttosto che essere accettati, sostenuti e trattati con comprensione nel loro stato attuale.
- Nessuno si deve vergognare, né rimproverare, quando viene il giorno in cui un parente ammalato non è più gestibile a casa. Si

deve in questo caso controllare che il centro prescelto abbia una struttura adatta ai malati di Alzheimer. Il personale di queste strutture ha spesso capacità meravigliose di instaurare una sorta di comunicazione con questi individui che si sentono incapaci, abbandonati e confusi. Attraverso contatto fisico, musica o semplicemente con la loro voce aiutano i pazienti ad attraversare la notte in cui vivono con tranquillità e senza paure.

- **Il morbo di Parkinson**

Alzate la mano, poi abbassatela. Fate un paio di passi per la stanza, prima di sedervi di nuovo. Certamente riuscirete a compiere queste semplici operazioni senza sforzo alcuno. Il cervello ha infatti trasmesso la vostra intenzione di compiere questi movimenti semplici ai relativi centri di coordinamento e associazione. Da qui i comandi vengono passati ai muscoli, così da realizzare un movimento: qualcosa di ovvio per noi tutti, tuttavia qualcosa di impossibile per i malati di Parkinson.
In questa malattia muoiono le cellule della *substantia nigra*, una particolare sezione del peduncolo cerebrale, cellule che produ-

Novità dalla scienza

Per tutti i pazienti affetti sussistono ormai motivi di speranza nelle nuove possibilità terapeutiche: mentre infatti un tempo si cercava solamente di somministrare sotto forma di compresse la dopamina insufficiente (e spesso si notava che, dopo un paio di anni, questa non aveva più alcun effetto), ora si stanno diffondendo nuovi farmaci, tra cui alcuni che stimolano le cellule ancora presenti a produrre una quantità maggiore di dopamina. I tentativi di ricreare nuove cellule funzionanti attraverso il trapianto di cellule nervose embrionali si sono purtroppo dimostrati deludenti. Per contro, sta dando ottimi risultati la stimolazione elettrica delle regioni cerebrali interessate attraverso l'impianto di una sonda. Tuttavia questa tecnica è riservata solamente ai casi più gravi.

cono una sostanza fondamentale per tutti i movimenti, la dopamina. Per via della mancanza di dopamina, altri impulsi nervosi diventano predominanti, provocando così movimenti incontrollati, a scatti, con tendenza a spostarsi all'indietro, mentre il viso assume un'espressione fissa. In genere braccia e gambe presentano tremori più o meno forti, che il paziente non può controllare. Il tono di voce diventa meno sicuro, l'umore tende alla depressione. Allo stato attuale delle ricerche, non si conoscono le cause di questa malattia, ma sicuramente un ruolo di primo piano lo rivestono l'ereditarietà, l'inquinamento ambientale, i danni al sistema immunitario.

Malattie degli occhi

«Quando mi hanno tolto la benda dopo l'operazione di cataratta, ho avuto un vero shock», racconta l'anziana donna. «Avevo completamente dimenticato quanto è colorato e luminoso il mondo. Che esperienza meravigliosa!»

- Con il termine di **cataratta** si indica l'opacità progressiva del cristallino, il piccolo organo dietro la pupilla che riflette i raggi di luce messi a fuoco sulla retina e che permette, attraverso una curvatura più o meno forte, di vedere da vicino e da lontano. Non è noto il motivo per cui in molti individui si formino sul cristallino più strati opacizzanti nel corso degli anni. All'inizio danno la sensazione di un velo leggero quindi, nel tempo, di un filtro spesso. Non permettono più ai raggi di luce di raggiungere la retina e provocano così uno spiacevole effetto di cecità.
  L'**operazione** per l'asportazione chirurgica della cataratta è ormai divenuta una vera e propria routine: viene eseguita da oculisti esperti in una decina di minuti e in anestesia locale. Durante l'operazione si aspira il cristallino malato, sostituendolo con uno artificiale. Spesso si riescono a migliorare anche eventuali difetti della vista.

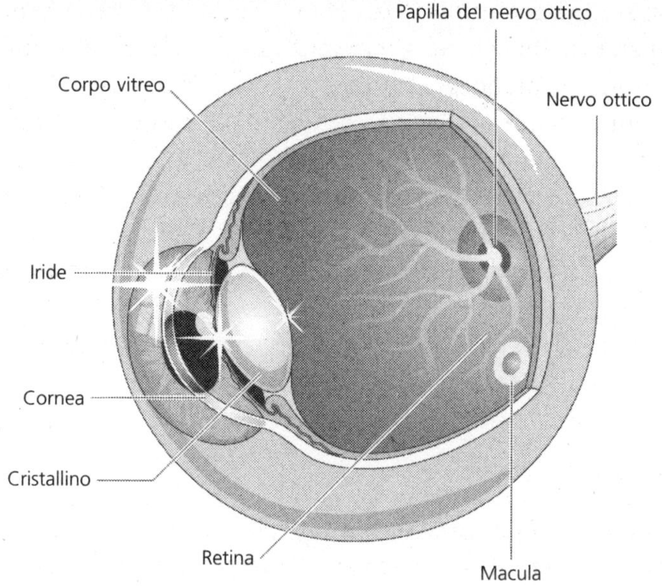

Il cristallino, la retina e la macula – luoghi deputati alla vista – sono soggetti a diverse patologie durante la terza età.

- Le **malattie della retina** (lo strato situato nella parte posteriore dell'occhio, che contiene le cellule preposte alla vista) possono provocare gravi danni alla capacità visiva, fino alla cecità. I mutamenti riscontrati a livello cicatriziale sono per lo più danni tardivi risultanti da forme di diabete e ipertensione di lunga data. La terapia d'elezione prevede l'impiego del raggio laser, e i risultati sono buoni. Al contempo dovete ovviamente tenere sotto controllo la pressione sanguigna e i valori di zucchero nel sangue.
- La **degenerazione della macula lutea della retina** è sicuramente la forma più temuta di patologia oculare della terza età. La macula è una zona gialla posta al centro della retina, che contiene una depressione, la fovea centrale, in cui la retina è

formata solamente da coni strettamente addensati; è l'area di maggiore acuità visiva. Quando la sua attività risulta pregiudicata, perché le cellule all'interno sono necrotizzate oppure si è formato dinanzi alle cellule sensoriali uno strato di scarti tissutali, perdiamo la capacità di vedere diritto dinanzi a noi, di leggere, di riconoscere volti. Alcuni imparano a guardare tenendo la testa leggermente piegata di lato, in modo da attivare i coni posti intorno alla macula, ma si tratta di un espediente decisamente faticoso.

La vecchiaia è in effetti il maggior nemico della macula. La seguono a ruota il fumo di sigaretta, una carenza vitaminica (mancanza di antiossidanti) nell'alimentazione, un'eccessiva esposizione ai raggi solari (vacanze sulla neve senza la debita protezione di occhiali).

Gli oculisti distinguono in genere tra degenerazione della macula oculare «asciutta» da quella «umida». Nel primo caso sono gli strati cellulari a degenerare, nel secondo invece sono coinvolti i vasi sanguigni, che si moltiplicano e rilasciano liquido o sangue (emorragia retinica) tra gli strati di tessuto. Tra tutti i tentativi effettuati per mantenere la capacità visiva, quello che ha riscontrato più successo è la fotocoagulazione laser. Purtroppo non può essere sempre impiegata. Indispensabile invece in tutti i casi di alterazione acuta delle capacità visive è un appuntamento tempestivo presso un bravo oculista (eventualmente anche in una clinica oftalmica).

Una pressione oculare elevata può portare alla cecità.

- Con il termine di **glaucoma** si intende una pressione intraoculare eccessiva, patologica, che è provocata da carenze circolatorie dell'umore acqueo. Si deve fare molta attenzione perché sussiste il pericolo di cecità. Pertanto: dall'età di quarant'anni si devono eseguire regolarmente controlli della pressione intraoculare e ricorrere subito a una visita presso l'oculista nel caso in cui il bulbo oculare sia dolente o insorgano improvvisi dolori di testa. L'aumento di pressione intraoculare può essere trattato con i farmaci, anche se in alcuni casi si deve ricorrere all'intervento chirurgico.

Problemi di udito

La **sordità** potrà rappresentare un problema notevole negli anni futuri, dato che già oggi molti diciottenni denunciano problemi all'orecchio interno, una conseguenza dei rumori assordanti nelle discoteche, ai concerti pop, e degli auricolari tenuti a un livello troppo alto.

Il che significa che non solo gli anziani, ma in misura sempre maggiore anche i giovani dovranno utilizzare ausili acustici, dato che le cellule auricolari danneggiate non si rigenerano più.

Curabili sono le calcificazioni degli ossicini nell'orecchio medio, la cui mobilità può essere ripristinata attraverso un'operazione in modo che questi possano trasmettere di nuovo le onde sonore. Per risolvere tutti i danni che possono colpire l'orecchio interno, non resta che ricorrere all'impianto di apparecchi acustici, che sono decisamente migliorati negli ultimi anni, diventando praticamente invisibili. Molte persone hanno comunque sempre forti pregiudizi nei confronti di tali apparecchi, che invece andrebbero accettati con naturalezza, esattamente come si fa con un paio di occhiali. Recatevi da uno specialista acustico, che potrà impiantare l'apparecchio in modo ottimale (anche se ciò potrebbe richiedere più sedute). Per i pazienti che invece non traggono giovamento da questi apparecchi, sono stati sviluppati da alcuni anni sistemi miniaturizzati che vengono impiantati totalmente o parzialmente dentro l'orecchio e l'ossatura circostante. Questi possono essere regolati in base alle diverse funzioni, con una portata maggiore o minore. Una scelta decisamente costosa, ma di grande aiuto per chi ne ha bisogno.

Infine, a molti di noi non è chiaro il ruolo fondamentale che l'udito svolge nella comunicazione con gli altri e con il mondo che ci circonda. Quando non si riesce a sentire bene, si corre il pericolo di venire emarginati nella società, il che significa una forte limitazione della qualità della vita. Non accontentatevi quindi di pensare che il vostro udito sia diminuito «per motivi legati all'età». Recatevi da esperti veramente seri, informandovi su quali possibilità sussistano di migliorare la capacità uditiva grazie agli strumenti più moderni.

Capitolo 11

CONTRO DEPRESSIONE E SOLITUDINE

- Decidere da sé come si vuole vivere
- Confidare in se stessi
- Il rapporto con i giovani mantiene giovani
- Animali e altri amici
- I miei aiuti personali

Se dovessi indicare la caratteristica più importante per una vecchiaia vissuta nel migliore dei modi, non avrei alcun dubbio e sceglierei il coraggio. Credo che proprio gli anziani abbiano bisogno di coraggio sempre e comunque:

- coraggio di imporre un proprio spazio in una società giovanilistica;
- coraggio di affrontare i problemi, grandi e piccoli, che diventano sempre più numerosi con la vecchiaia: che siano di natura fisica, psicologica, familiare, finanziaria;
- coraggio di interessarsi delle tecnologie e delle conquiste moderne (per esempio senza considerare veri e propri nemici i distributori elettronici di biglietti o i videoregistratori);
- coraggio di relazionarsi con gli altri, in particolare i più giovani, anche se sono stati forgiati da esperienze del tutto diverse;
- coraggio di accettare l'idea che la vita di tutti ha una fine e che questa fine si sta avvicinando;
- coraggio di osare un nuovo inizio dopo una grave perdita;
- coraggio di considerare l'ultimo terzo della propria esistenza come uno stimolo positivo.

Organizzare in autonomia la propria esistenza

Non volete proprio essere coraggiosi? Non avete voglia di osare un nuovo inizio? Volete sì invecchiare al meglio, ma al contempo condurre in tutta tranquillità la vita come l'avete condotta sinora, e lasciarvi andare? Aspettate un attimo. Forse questa nuova fase potrebbe rappresentare invece una possibilità straordinaria.

Ovviamente nessuno pretende da voi, all'età di sessanta o sessantacinque anni, di gettarsi alle spalle tutto quello che avete amato sinora e tutta la quotidianità a cui vi siete ormai abituati. Ma non dovreste nemmeno chiudere gli occhi e posporre tutto quanto può riguardare problemi futuri seguendo il motto «tanto di tempo ne ho»... felicità e infelicità degli anni a venire non dipendono infatti solamente dal vostro stato di salute fisico, oppure se avete perso persone a voi care. Molto di più saranno infatti influenzati dall'acquisizione della libertà e dal mantenimento dell'autonomia personale.

Il che non vale ovviamente solo per voi, ma anche per i vostri parenti e gli amici, che stanno invecchiando. Insomma, questo capitolo vuole essere una panoramica su un periodo in cui voi, o i vostri genitori, vi troverete dinanzi a decisioni che potrebbero riguardare gli ultimi anni dell'esistenza.

Riconoscere le esigenze, gettare le zavorre

Tentiamo quindi di schiudere nuove prospettive. Allo scopo dobbiamo stilare prima un inventario.

- **In primo luogo: chi sono io?**
  No, non è affatto una domanda stupida. Si tratta invece di un presupposto importante per programmare in modo intelligente la propria vecchiaia. Il fatto che la vita regressa sia stata per voi solo positiva è certamente improbabile. Noi tutti infatti abbiamo provato, da giovani, la sensazione di avere dinanzi a noi tutta la vita e di poterla affrontare con forza e ottimismo. Poi, nel corso degli anni, ci tramutiamo in adulti «normali», cioè in buona parte disillusi. Capiamo che la maggior parte dei sogni non sono

Un gioco di autoconoscenza

Siete felici, attivi, sicuri di voi?	5 punti
Siete ottimisti?	3 punti
Siete diffidenti nei confronti degli altri?	0 punti
Siete curiosi verso la vostra vita futura?	3 punti
Avete spesso paura?	– 2 punti
Vi sentite insicuri?	0 punti
Siete soddisfatti della vostra vita?	1 punto
Vi stimola fare progetti?	3 punti
Riuscite a imporvi nei confronti degli altri?	3 punti
Siete felici quando vi lasciano in pace?	2 punti
Sentite di poter fare piani per il vostro futuro?	5 punti

Contate i punti ottenuti. Quando raggiungete più di 12 punti, allora non dovete avere timori né per voi né per i vostri prossimi venti o trent'anni. Perché fate parte delle persone attive, ottimiste, che hanno ottime possibilità di invecchiare bene. Ma attenzione! Si può anche correre il rischio di essere troppo fiduciosi e sicuri di sé e quindi non percepire per tempo importanti debolezze. Con meno di 5 punti avete bisogno di una persona forte al vostro fianco, che sia in grado di guidare amorevolmente i vostri dubbi. Oppure dovete lavorare molto su di voi, per acquisire tutta la fiducia e la forza necessarie ad affrontare il futuro. In questo caso dovreste leggere il presente capitolo con particolare attenzione.

realizzabili. Molti smettono addirittura di combattere, si adattano o provano delusione. Oppure si accontentano e si sentono soddisfatti, quindi «in pace» con quanto la vita ha da offrire. Sono pochi quelli che riescono a tramutare in realtà le proprie speranze, i progetti sconvolgenti che hanno avviato da giovani. Ma la vostra vita attuale cosa ha fatto di voi? È stata dolce e delicata, oppure vi ha scosso, sconvolto? E dalle tempeste siete usciti rafforzati o indeboliti? Insomma, chi siete?

Non siete uno chiunque. Siete una persona con una storia e un futuro.

L'ultima delle domande, se voi meritate alcuni progetti per il futuro, è la più importante. Soprattutto quando avete capito di essere tra le persone insicure, paurose, diffidenti. Dovete quindi essere convinti che voi valete, meritate nuovi progetti. Nuovi scopi nella vita, progetti concreti, grazie ai quali potreste organizzare in modo positivo i prossimi vent'anni, non hanno alcun senso se voi stessi non credete in voi, nella vostra dignità, nelle vostre peculiarità, nella vostra unicità. Sì, proprio l'unicità: sociologi, psicologi e filosofi che si sono occupati dell'«ultimo periodo di vita» sono concordi sul fatto che noi tutti abbiamo la grande possibilità di non dover a tutti i costi imitare modelli precostituiti che lo spirito del tempo e la società stessa ci impongono, bensì di «diventare quello che siamo».

- **In secondo luogo: come vorrò vivere tra dieci o venti anni?**

Telefona un amico appena tornato dalle vacanze sul lago di Garda, e mi racconta entusiasta di un suo nuovo amico di nome Cesare. Ha 91 anni, è in buono stato fisico e allegro. «Quando la mia bambina giocava con l'hula-hoop, lui ha insistito per provarci. Che ti devo dire, ha iniziato a muoversi con tanta scioltezza che tutti l'hanno applaudito.» Cesare possedeva un importante setificio nell'Italia del nord, ma circa 25 anni fa capì intelligentemente che il settore avrebbe vissuto in futuro un periodo molto difficile per via della concorrenza dei paesi asiatici, così decise di vendere in breve tutta la fabbrica. Il ricavato non lo investì in azioni o Ferrari, né in belle donne e nemmeno in opere d'arte. Invece iniziò a costruire graziose casette da affittare ai suoi ex dipendenti e operai, ancor più economiche quando gli interessati partecipavano alla costruzione. Con le rendite degli affitti, molto bassi, vive bene, anche senza strafare. Si descrive come un uomo felice.

Bella forza, direte, è un milionario, e i milionari vivono meglio.

Indubbiamente, ma è comunque un bell'esempio di pianificazione intelligente della propria vita. L'idea alla base è appunto quella di riconoscere i bisogni ed eliminare le zavorre inutili. Cosa mi interessa, cosa è importante per me, cosa non lo è? Per esempio, mi rende felice andare a trovare spesso figli e nipoti? Oppure ho nostalgia di vivere in una casa da dove si veda il mare? Ho bisogno del mio negozio preferito, o mi basta un supermercato nelle vicinanze? Abbiamo bisogno di una grande casa con tanto spazio per tutti i nostri libri e tutti gli amici, o mi basta un miniappartamento che così mi dà meno da fare? Mi sento più felice in campagna o in città?

Avrete capito dove voglio arrivare: la vita che si conduce attualmente deve essere messa in discussione, spietatamente. Pensando a possibili alternative che possano soddisfare meglio i desideri personali e anche agli eventuali problemi che la vecchiaia presumibilmente porterà con sé.

Il mio mondo futuro – bello e stimolante

Pensando al periodo che abbiamo dinanzi, la « terza età », è importante tracciare un quadro di gioie e libertà, attività e compiti che ci si deve aspettare in futuro. Ma è altrettanto importante riconoscere per tempo i problemi in cui si può incappare. Allo scopo, non serve affatto spaventarsi quando si pensa al prossimo compleanno. La paura non è produttiva. Bisogna invece procedere in modo più concreto, individuando i possibili nemici:

• perdita di autonomia • incapacità • essere ricoverati • fragilità • depressioni • rassegnazione • dolori • solitudine.

Soltanto quando siamo consci di questi problemi riusciamo ad affrontarli in modo intelligente. Ed è l'argomento trattato nelle pagine seguenti.

Io e la mia casa

Ora starete pensando sicuramente: dalla mia bella, comoda, fidata, vecchia, amata casa non potrà allontanarmi nessuno, io rimango qui, morirò qui. Sicuramente.

Niente paura, nessuno vuole mandarvi via. Ma osservate il vostro appartamento con occhio critico, e pensate se sarà ancora davvero l'ideale, quando avrete settantacinque o ottant'anni.

Per esempio, mettiamo che il vostro appartamento si trovi al quarto piano senza ascensore. Cosa che fino a questo momento è stata sicuramente uno stimolo eccellente per fare un po' di moto, ma in futuro potrebbe rivelarsi un grosso problema. Se foste costretti su una carrozzina, cosa fareste? E ancora, se soffriste di cuore? Rimarreste sicuramente sempre costretti tra le vostre quattro mura, aspettando che qualcuno vi aiuti. Quindi, fine dell'autonomia. Pensate che potreste sempre traslocare in futuro? Certo, ma la cosa sarebbe molto, molto più faticosa. È invece più intelligente cercare ora, in tutta calma, un appartamento che possa essere utile in caso di bisogni futuri. Perché oggi siete ancora mentalmente elastici, allacciate volentieri nuove conoscenze con i vicini, potreste scoprire senza problemi quali negozi e supermercati fanno servizio a domicilio, potreste abituarvi più facilmente che in futuro. E in questo modo rimarreste sempre indipendenti.

Quando si invecchia si dovrebbe scegliere una casa con intelligenza.

Secondo gli esperti della terza età, non si deve mai allontanare dalla propria mente l'idea che in futuro potremmo avere bisogno di aiuto. Ma fino a quel momento dovremmo cercare comunque in tutti i modi di farcela da soli, o con il/la partner.

Una panoramica sulle modalità dell'abitare

- **La propria casa**

Innanzitutto non si dovrebbe mai andare a vivere lontano da amici o parenti, così da poterli andare a trovare facilmente. L'appartamento non deve essere troppo grande, deve avere stanze ben tagliate, in modo da poter facilitare le pulizie e l'uso dell'aspirapolvere. La casa deve essere luminosa e confortevole – dopotutto si inizierà a passare sempre più tempo in essa – senza gradini o soglie in modo da evitare il rischio di cadere e fratturarsi un osso. Il bagno deve essere grande, così da avere spazio a sufficienza per manopole, maniglie e altri strumenti che potrebbero essere applicati in caso di bisogno. Se necessario, la cucina dovrebbe avere fuochi elettrici, non a gas. La casa deve essere a piano terra o con ascensore. E con collegamento Internet.

Vantaggi: una casa propria. Si mantiene del tutto la propria indipendenza.

Vi si può anche vivere in caso di paralisi o altro impedimento fisico, a patto che si possa organizzare un servizio di assistenza domiciliare.

Vicini «pittoreschi»: giovani e vecchi, di vari strati sociali. La vicinanza di diverse generazioni mantiene vivi.

Svantaggi: nel caso di gravi deficit fisici o mentali, è necessario il trasferimento in un centro per anziani o una casa di cura.

- **La comunità residenziale**

È un modello che gli esperti della terza età considerano molto positivo. Ve ne sono già in funzione anche in Italia. La cosa importante è che ogni residente abbia un proprio spazio ben delimitato, con un bagno privato, che la casa sia tenuta in ordine e la cucina non assomigli a un luogo appena bombardato, che i possibili residenti si conoscano da tempo oppure prima facciano vere e proprie prove di convivenza. Informatevi per tempo sui possibili costi di un'eventuale buonuscita.

È la forma di abitazione ideale per chi è solo.

Vantaggi: si risparmia denaro, il che significa che in una comunità di quattro o cinque persone si potrà anche scegliere una casa decisamente più elegante, come un piano intero in una villa antica.

C'è la possibilità di rimanere da soli o stare in compagnia, a seconda dell'umore. Vi sono molti stimoli mentali e aiuti nel caso in cui la situazione si aggravi per qualcuno.

Svantaggi: tutti i problemi che si incontrano in questi casi: liti, invidia, formazione di gruppetti. Separazione difficile, nel caso in cui uno voglia andarsene. In particolare quando si è investito del denaro.

- **Il residence**

Una forma di unità abitativa che in Italia è ancora poco diffusa. Si tratta di avere un appartamento autonomo in un condominio (tipo residence vacanze), con un servizio lavanderia, pulizia e, talvolta, ristorante. Se necessario molti forniscono anche cure assistenziali.

Vantaggi: effettivamente ci si preoccupa di poco. Aiuto immediato, se necessario. Grande comodità.

Svantaggi: costoso. Assume un po' un aspetto da ghetto per ricchi anziani. Pochi stimoli.

- **La casa per anziani**

Chiamatelo come volete, residenza per anziani, ricovero... La cosa non cambia. Certo esistono strutture molto belle, gestite da manager esperti, personale competente e gentile. Qui si dà anche importanza all'alimentazione regolare e si bada alla dignità dell'anziano.

Purtroppo non tutte le strutture sono così. E lo spirito che regna in altri luoghi è totalmente diverso. Come fare per trovare la struttura giusta?

Personalmente credo che si debba visitare il centro, guardarsi bene intorno e soprattutto porre qualche domanda ai residenti. E farlo più volte. Chiedere se si forniscono servizi aggiuntivi, come è l'assistenza in caso di malattia, se la struttura dispone di piscina, palestra, biblioteca, e ancora se il denaro versato viene considerato

Un'idea grandiosa

In Francia recentemente è stato sperimentato con grande successo un modello insolito: la combinazione di casa per anziani e asilo. Per i bambini era una cosa del tutto normale incontrare molte nonne e molti nonni. Si è creata subito amicizia tra piccoli e vecchi; hanno iniziato a giocare insieme, a raccontarsi tutti i giorni le novità. Ricordiamo che il contatto con gli anziani costituisce una grande ricchezza per i più piccoli, con importanti valenze educative. Inoltre i bambini sentono storie affascinanti di tempi passati. E anche gli anziani – come si può facilmente immaginare – si divertono molto a sentire questi piccoli allegri, chiassosi, deliziosi, sfrontati, interessanti. Ed è proprio questo quello di cui hanno bisogno: la percezione della vita vera e del futuro.

solo come un profitto o reinvestito per igiene, pulizia, comfort e personale qualificato. Se l'alimentazione si basa su cibi naturali, ricchi di vitamine. E così via. In ogni caso si deve sempre dedicare molto tempo alla scelta, raffrontando tra loro più strutture.

Il contatto con i giovani mantiene giovani.

Vantaggi: nelle strutture migliori si avverte una sensazione di sicurezza e di appartenenza.

Svantaggi: un vero e proprio ghetto per anziani, senza persone «normali» intorno.

Spesso assistenza distratta per mancanza di personale. Atmosfera da «ultimo stadio» prima della fine.

Io e i miei animali

Se soffrite di allergie verso cani o gatti, forse non avrete voglia di leggere questo capitolo. Eppure, una mia amica anziana vive da anni con il suo «Hansi», un canarino incredibilmente addomesticato, che vola libero per la casa e con cui fa delle meravigliose «chiacchierate». In un certo senso è un vero e proprio partner in miniatura, che le dà la sensazione di potersi occupare di qualcuno, e che la ricambia non solo con il canto, ma anche con tanta dedizione.

Non si deve essere poi grandi psicologi per capire quale significato possono avere gli animali nella vita di una persona. Si inizia già da bambini, quando ci si diverte moltissimo a tenere un cane al guinzaglio e a lanciargli ordini con lo stesso tono burbero sentito dagli adulti. (Dopo tutto, non deve affatto sorprendere che loro si divertano a dare finalmente ordini, invece di prenderne!) E quanta tenerezza si riceve da un porcellino d'India nel cui pelo si può singhiozzare senza freni!

Gli animali sono esseri enigmatici. Perché il mio gatto si siede sul bordo della vasca da bagno, quando faccio la doccia?

Sicuramente anche gli anziani vorrebbero qualche volta singhiozzare con il viso nascosto nel pelo del cane o del gatto, e forse lo farebbero pure, se il cane o il gatto glielo permettessero. Per loro, gli animali hanno anche un altro significato: con loro, infatti, non ci si sente soli. Gli animali hanno come un sesto senso per capire quando una persona ha qualche problema. Sanno quando possono essere allegri e chiassosi e quando invece devono solo esserci. Gli animali amano senza condizioni. Ci trovano belli anche quando abbiamo le rughe. Sono privi di malizia e di cattiveria. Si esprimono in modo chiaro, senza creare equivoci: « Fame! », « Passeggiata! », « Ora mordo quel botolo che mi sta passando di fianco! » Ma al contempo sono anche esseri infinitamente complessi, veri e propri enigmi. E per questo motivo non sono mai noiosi.

Il fatto che un cane ci costringe ogni giorno a camminare almeno per un'ora dimostra che lui vuole farci del bene e farci stare giovani. Anche quando significa che forse morirà prima di noi.

Io e i progressi tecnologici

Per alcuni soggetti anziani è decisamente difficile reagire ai cambiamenti improvvisi nell'ambiente che hanno intorno. Gli stessi eventi che per i giovani possono significare solo un leggero cambiamento nella loro vita, possono rappresentare per gli anziani un vero e proprio stress, un incubo. Secondo gli esperti, questa diminuzione della capacità di adattamento è proprio la definizione migliore di « invecchiare ».

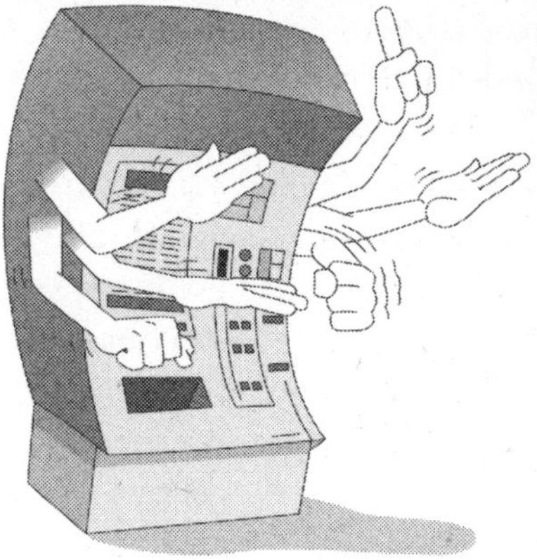

Il mondo nuovo: anche la biglietteria automatica diventerà vostra amica.

Probabilmente qui risiede il motivo per cui si deve veramente superare uno sbarramento difensivo prima di accettare le gioie del progresso tecnologico. Eppure proprio questo è di fondamentale importanza per voi e per mantenervi giovani.

Vi ricordate? La prima macchina da scrivere elettrica, il primo computer e come eravamo entusiasti all'idea che proprio il computer non fosse più un ammasso di schede con dei dati bensì un insieme di segni e parole. E poi la prima sveglia elettronica, che non riuscivamo assolutamente a puntare sulle 7:30. Il primo cellulare, che ci ricopriva di messaggi sciocchi, senza che potessimo difenderci: segni tutti del mondo nuovo.

Tuttavia, proprio la lotta contro, e quindi il trionfo su, simili ostacoli è quanto ci fa diventare vecchi giovanili e attivi, in grado di sfidare lo spirito del tempo. Dove poi si potrà anche giungere ad affermare che i computer sono effettivamente una vera gioia, soprattutto quando si pensa alla macchina da scrivere e ai pasticci con il nastro correttore del Tipp-Ex. Per non parlare poi della comodità di un cellulare, non appena si sa come utilizzarlo. Avete mai avuto problemi con le nuove macchine? Io personalmente ne ho con le biglietterie automatiche della metropolitana. Le armi sono impari, lo so, ed effettivamente non potrei avere alcuna chance. Tuttavia, siamo già sessanta successi miei contro quaranta suoi. Che vittoria!

Quindi dovreste gettarvi con gioia nello studio dei manuali e delle istruzioni passo passo che accompagnano la nuova e grandiosa macchina elettrica per il caffè o il telefono che trasmette immagini, l'orologio da polso o il congegno automatico per il box e altri strumenti simili. Insomma, prendetelo come una forma di sport (e in effetti mutua in parte le caratteristiche della ginnastica per la mente). Se non riuscite a capire il linguaggio in cui queste utili informazioni sono scritte, allora significa che da un punto di vista semantico avete ancora molto da imparare: i bambini sanno tutto su tutto, di questi argomenti, anche quando non sono ancora abili nell'usare la loro lingua.

Quando per esempio gli ormoni dello stress si attivano durante il conflitto con le astuzie dell'oggetto in questione, e siete tentati di fargli fare un bel volo dalla finestra, fermatevi subito! Immaginate cosa dovettero fare le nostre nonne quando si ritrovarono davanti la prima auto con le chiavi inserite. Non c'è paragone, o sbaglio? Osate quindi qualche progresso tecnico – non può che farvi bene.

Ancora un consiglio: fatevi installare un collegamento Internet: così potrete veramente portare nella vostra casa il mondo intero. Ovunque si organizzano corsi sull'argomento, anche per gli anziani. Ed è meglio della televisione, dove siete solo spettatori passivi.

Io, la famiglia e gli amici

«Intimità mantenendo la distanza»* – così i sociologi definiscono la forma di relazione che ha maggior successo tra appartenenti a diverse generazioni all'interno di una stessa famiglia. E consigliano molti contatti con gli amici per riequilibrare, e al contempo proteggersi, dalle frustrazioni in ambito familiare. Nelle pagine se-

* L. Rosenmayr – E. Köckeis: *Umwelt und Familie alter Menschen*, Luchterband, Monaco di Baviera, 1965.

guenti spiegheremo come funziona in dettaglio, ma ora introduciamo due storie appartenenti ad ambiti culturali diversi, sul tema «Rapporto con parenti vecchi e malati».

Nella neve

Ricordo un film giapponese tristissimo – non ricordo più il titolo del film né il nome del regista – che vidi alla metà degli anni Settanta durante il festival di Cannes. Rappresentava la vita di una famiglia contadina nel Giappone del XVI secolo. Alla fine la figura principale, una donna, che aveva combattuto e lavorato per la sua famiglia attraverso guerre, carestie e tragedie personali, era diventata molto vecchia. E quindi un essere inutile. Sapeva cosa l'aspettava e non oppose resistenza quando il figlio più giovane la legò in una cesta e, portandola sulle spalle, fece un viaggio lungo, ripido, fino alla vetta di una montagna, dove la depose per terra. Nevicava molto. Mangiò i dolci che le aveva lasciato il figlio, e aspettò tranquilla la sua fine.

Non so per quale motivo questa storia mi toccò così profondamente, tanto da ricordare perfettamente le sue immagini ancora oggi. Ma dopo tutto non è molto più triste che morire soli in un ricovero, trattamento che spesso riserviamo ai nostri anziani.

L'altra storia familiare è decisamente più consolante. Alcuni miei amici l'hanno vissuta in prima persona.

Un paesino in Toscana, probabilmente un borgo di contadini. L'anziano padre è gravemente malato di tumore, non riesce quasi più ad alzarsi. Il suo letto viene così portato in salotto, e qui vive la vita normale che scorre intorno a lui. Può partecipare ai discorsi dei numerosi visitatori su tempo, raccolto, pettegolezzi di paese. Di tanto in tanto deve usare la padella o viene il medico; allora le donne escono, poi, dopo che il medico se ne è andato, tutto torna di nuovo come prima, con un allegro chiacchiericcio. Il malato vive con gli altri, fino alla fine.

Quando vivevamo ancora in famiglie allargate, i rapporti interpersonali probabilmente non erano ideali: come in ogni luogo c'erano mancanza di riguardo, egoismo, liti. Ma almeno ognuno aveva il suo posto prestabilito nella comunità e quando si invecchiava non si era necessariamente soli. E oggi?

Vicini e lontani

I contatti troppo ravvicinati tra le generazioni non funzionano più così bene. Da un lato i vecchi non sono più «vecchi», ma persone attive, interessate, sane, sportive, con tanti progetti. Quindi non sono più automaticamente a disposizione delle giovani generazioni, come supporto oppure per curare i nipoti. Dall'altro lato, la maggior parte dei giovani trova assurdo che si pretenda da loro una visita domenicale ai genitori. Si è quindi sviluppata tra le generazioni una sorta di distanza amabile, un contatto reciproco, ma su basi indipendenti. In questo modo, anche il senso di responsabilità dell'uno nei confronti dell'altro è meno sentito. È una cosa da tenere assolutamente in considerazione quando si vogliono organizzare in modo ottimale le relazioni familiari durante la terza età.

- **Non troppo vicini, non troppo lontani**

Indipendentemente dal rapporto che avete con la famiglia, si tratta pur sempre dei vostri parenti, e in futuro avranno un ruolo sempre più importante, anche se al momento non riuscite ancora a immaginarlo. I presupposti migliori per un ottimo rapporto intergenerazionale si hanno, secondo gli studiosi della terza età, quando le diverse generazioni vivono vicine, quindi facilmente raggiungibili, ma in abitazioni separate. In questo modo si ha ancora facilmente la possibilità di avere un aiuto reciproco, senza innervosirsi troppo. Non è facile stabilire se dobbiate necessariamente andare a vivere vicino ai figli, nel caso in cui ora viviate in un'altra città. Nella maggior parte dei casi questo significherebbe infatti allontanarsi dagli amici, ed è una perdita davvero grande.

- **In lode dei buoni amici**

Viviamo in un periodo in cui è via via più difficile stringere legami sociali. Sempre più spesso i rapporti di coppia durano per un certo periodo di tempo, e in molti casi non sussistono nemmeno più rapporti stabili. La relazione con l'ambiente sociale che ci circonda, quindi amici e colleghi, assume un significato sempre più profondo. I molti single devono affrontare un compito gravoso, cioè l'organizzazione tempestiva della vita sociale in un'epoca in cui non avranno più contatti con il mondo del lavoro né vi trarranno stimoli. Nel frattempo è stato addirittura provato scientificamente che non esiste alcuna compensazione per il contatto costante e lo scambio di idee con uomini vivaci, interessanti, che sbagliano o hanno ragione ma dimostrano sempre un atteggiamento amichevole. Né attraverso la televisione, né chattando su Internet o con qualsiasi altro surrogato. Si è inoltre dimostrato che una rete sociale molto forte ha un effetto non solo positivo sulla salute fisica, ma anche su quella psichica, e sulla capacità di conservare le facoltà mentali. Pertanto l'avere a disposizione una cerchia di persone che si ama, di cui ci si può fidare, che ci sono quando si hanno dei problemi, e per i quali del resto si è pronti a gettarsi nel fuoco, è una difesa e un tesoro di cui bisogna essere grati e che si deve assolutamente conservare.

I contatti sociali sono un mezzo importante per rimanere giovani nel corpo e nella mente.

Avere coraggio

Il mio esercito privato

Guardiamo per un attimo negli occhi la verità e ammettiamo pure che in futuro potremo ritrovarci ad avere bisogno di aiuto: quando vivremo in solitudine, proveremo dolore, saremo colpiti da una malattia o semplicemente tanto deboli da non potercela più fare da soli.

Beato chi può prendere in mano il telefono e chiamare una schiera intera di spiriti caritatevoli pronti ad aiutarlo. Una bella favola? Pura fantasia? Desiderio? Affatto.

Per questi momenti magici avete solamente bisogno di preparare un elenco con tutti i nomi di chi può prestarvi un aiuto – allo scopo è comunque assolutamente necessario pensare per tempo, quindi quando siete ancora in perfetta forma, a chi inserire nell'elenco e comunicarglielo.

Un elenco delle «guardie del corpo» che vi torneranno utili

- Il **medico curante** dovrebbe essere una delle persone più importanti in questo elenco. Quindi dovete trovare assolutamente il dottore che vi dia sicurezza, che sia disponibile a fare visite a domicilio, con cui potreste organizzare anche un eventuale aiuto medico: assistenza, se necessario terapista per la terapia del dolore, fisioterapeuta, eventuale supporto, come una carrozzina e così via. Il medico dovrebbe inoltre essere non troppo vecchio, altrimenti sussiste l'ovvio pericolo che se ne vada prima di voi. Parlate apertamente delle vostre aspettative. Solo così potrete infatti capire se una persona è disponibile a soddisfarle. (vedi anche Capitolo 9: «La vita sociale», da p. 195).
- **Un assistente.** Il servizio assistenziale è di varia qualità. Parlatene quindi con i vostri amici, così da scoprire chi conosce personale serio e competente. Poi chiedete al manager della struttura un colloquio senza impegno. Organizzate per eventuali evenienze un vero e proprio programma: chi viene? Ogni quanto? Cosa farà? Fornirà anche un aiuto domestico, oppure no? Quanto costa? E ancora, chi sostiene i costi?

Organizzate il vostro esercito personale in vista di future necessità.

Il mio peggior nemico, la solitudine

Uno dei pericoli maggiori dell'invecchiamento è la tendenza ad allontanarsi dalla società che ci circonda dopo aver subito qualche perdita personale. Gli amici muoiono, i parenti si trasferiscono in un'altra città, viaggiare diventa sempre più stancante. È così che inizia un allontanamento dalla vita attiva, le cui conseguenze sono fatali. L'allontanamento induce a stare da soli, e lo stare da soli porta alla solitudine. La solitudine è tuttavia una grave minaccia per la salute fisica e psichica.

Innanzitutto, da soli non si può parlare. Da soli non si riesce nemmeno a pensare. Le idee che mi rimangono non hanno alcuna importanza, scorrono in cerchio come un trenino sui binari di una pista giocattolo, senza un inizio, senza una fine. Quando sono solo anche i problemi più piccoli si tramutano in una vera e propria minaccia. « La montagnetta scavata da una talpa diventa una montagna, gli sconosciuti nemici potenziali, le piccole lacune nella memoria diventano segni certi dell'insorgere della demenza. »*

Rassegnazione, mancanza di stimoli, sfiducia, manie di persecuzione sono tutti sintomi di una depressione, la conseguenza più frequente e più triste della solitudine.

Dopo aver ripetuto l'operazione con quattro o cinque strutture, allora avrete acquisito la giusta sensibilità per capire cosa effettivamente vi serve. Una volta fatta la scelta, rimanete in contatto con la struttura, cioè telefonate una o due volte all'anno chiedendo se le condizioni sono cambiate. Se e quando fosse necessario, basterà una semplice telefonata.

- **Il cuoco personale.** Nel caso in cui necessitiate di aiuto, l'alimentazione ha un ruolo fondamentale per lo stato fisico e il benessere. Il cibo « da carrozzina » è in genere insipido, povero di

* Lawrence Whalley, *The Aging Brain*, Columbia University Press, New York, 2001.

vitamine, preparato senza amore. L'ideale sarebbe avere a disposizione un ristorantino nelle vicinanze, forse lo stesso in cui oggi vi recate spesso, che potrebbe in caso di necessità fornirvi un piatto sano e saporito al giorno. (In questo caso sarebbe necessario avere a disposizione un forno a microonde.) Chi trova questa soluzione troppo costosa o complicata può sempre rivolgersi ad amici o conoscenti nelle vicinanze, affinché lo aiutino portandogli da mangiare. Ovviamente, perché la cosa funzioni, devono essere veramente buoni amici. In tutti i casi anche questo è un punto che va chiarito per tempo.

- **Il vostro aiutante.** La visita di amici e parenti è un evento importante per gli anziani o i malati. Ma ha le sue insidie. Per esempio, tutti i cari amici e parenti non dovrebbero sciamare insieme alla domenica pomeriggio e alla stessa ora, perché altrimenti inizieranno a calpestarsi i piedi a vicenda, e finiranno con il parlare più tra loro che non con la persona visitata. Che poi alla fine lasceranno completamente stremata. Dovreste quindi imporvi una regola di ferro: alternare i fine settimana. Durante una «riunione» comune di tutti i possibili aiutanti si potranno distribuire per tempo ruoli e compiti: chi è disponibile per organizzare passatempi, quindi leggere a voce alta o fare qualche gita? Chi fa le commissioni? Chi pulisce l'appartamento, se non viene già fatto da personale professionale? Chi si occupa dei fiori? Chi risponde alla posta e bada alle questioni amministrative? Anche qui una programmazione tempestiva è il segreto del successo.
- **Il ricovero presso un centro per anziani.** Dei ricoveri e delle case per anziani abbiamo già parlato (v. p. 256). Dal vostro elenco dovrebbe quindi essere chiaro quale struttura voi e i vostri parenti e amici preferite, in situazione di necessità. Anche in questo caso potreste prendere contatti per tempo, forse iscrivervi o prenotare e di tanto in tanto far sapere come state.

E se non avrete bisogno di sfruttare questo contatto, tanto meglio.

- **Chi vi aiuta nel momento del bisogno.** Purtroppo non in tutti gli ospedali potete trovare un centro apposito per la terapia del dolore, che si occupa di fornire tutte le misure e le cure necessarie per lenire il dolore in caso di malati terminali o quando ormai le forze diminuiscono. Lo scopo è quello di rendere il meno doloroso possibile l'ultimo tratto di vita, senza dolori, senza mancanza di ossigeno, senza paure. Non si tratta solamente di centri per malati terminali, perché spesso i pazienti vengono dimessi e possono tornare a casa quando si sentiranno meglio.
- **Chi protegge l'anima.** I centri per anziani offrono in genere ai propri pazienti, e anche ai loro familiari, tutte le facilitazioni possibili fino alla fine dell'esistenza, comprese la cura dell'anima o sedute di meditazione. Per così dire si tratta di un aiuto in più fornito agli ospiti di questi centri, che peraltro vivono quasi completamente senza dolore alcuno e in pace con se stessi. Accettano la fine come una parte della loro esistenza, imparano a lasciare le fila della vita e a scivolare leggermente nell'aldilà. Per questo motivo anche i centri che si occupano di questo aspetto dovrebbero essere riportati sul vostro elenco di «guardie del corpo», i protettori del corpo e dell'anima che un uomo anziano e coraggioso dovrebbe tenere a disposizione. Affinché sia ben curato nel momento del bisogno.

Rimanere giovani

Dopo questa escursione in un periodo che si spera sia il più lontano possibile, torniamo per un momento al presente e alle enormi possibilità che si hanno quando si vuole riempire di vita il tempo libero a disposizione, che diventa sempre più lungo grazie a una maggiore aspettativa di vita. Secondo gli studiosi della terza età, dovremo imparare a sfruttare questo periodo per attuare una ricerca della conoscenza e una maggiore comprensione del mondo che ci circonda. Dovremmo cercare di diventare ancor più noi stessi. Dovremmo sempre ricordare, o chiarirci ancora una volta, il concetto che la nostra « socializzazione », cioè la rappresentazione del nostro rapporto con la società, è un processo che non ha mai fine.

Cosa significa?

Significa soprattutto che fermarsi e accontentarsi di quello che abbiamo fatto finora evidentemente non è sufficiente per restare giovani. Il sentirsi giovani, l'essere anziani soddisfatti pare al contrario in gran parte dipendente dalla volontà di condurre una vita attiva e di fare nuovi progetti per il futuro. In altre parole: se vogliamo rimanere attivi nel corpo come nella mente, non ci rimane altro da fare che impegnarci.

Essere giovani significa essere in movimento. E noi rimaniamo in movimento solo quando siamo sempre pronti a imparare. A fare e seguire nuovi progetti. A impegnarci e vincere in nuove situazioni. Dovremmo rimanere giovani non nel senso che noi, senza rughe e stressati, veniamo incontro alle esigenze stabilite dalla nostra quotidianità sino a questo momento. Quindi dovremmo *diventare* giovani, liberi e in grado di forgiare con le nostre stesse mani la vita futura.

I risultati principali della ricerca sulla terza età

1. Sempre più individui si mantengono in forma anche quando sono molto anziani.
Sebbene le attese di vita e lo stato fisico siano influenzati dai geni ereditati, possiamo comunque contribuire a mantenerci attivi e sani anche durante la terza età grazie a uno stile di vita intelligente.

2. Mentre l'aspettativa di vita sale, il periodo in cui si è effettivamente deboli e decrepiti si riduce agli ultimi 12-15 mesi.
Il che significa che possiamo godere della nostra vita molto a lungo, quando siamo ben oltre l'ottantesimo compleanno.

3. Il cervello può compensare il proprio invecchiamento.
Anche quando le cellule cerebrali muoiono – e comunque è un'evenienza rara – diminuendo di numero, sono sempre nella condizione di realizzare nuove forme di collegamento e bilanciare in questo modo le perdite.

4. Le prestazioni del cervello non diminuiscono automaticamente con l'età.
Anzi, può addirittura aumentare. Il che significa che fino a quando saremo molto anziani potremo sempre apprendere cose nuove.
Esistono solo due limitazioni: il cervello lavora complessivamente in modo più lento; i processi di apprendimento durano più a lungo. E con l'età troviamo sempre più difficile adattarci a nuove situazioni.

5. Il cervello necessita di due presupposti per poter lavorare liberamente:
irrorazione sanguigna ottimale – quindi ottimo stato dei vasi sanguigni e training mentale regolare.

6. Molte delle cosiddette malattie della vecchiaia non sono assolutamente inevitabili.
Osteoporosi, diabete, malattie cardiocircolatorie, artrosi – tanto per citarne solo alcune – possono essere evitate. A patto che si inizino a trattare i

cosiddetti fattori di rischio per tempo, quindi già a partire dal quarantesimo o cinquantesimo anno di età. Spesso basta un semplice cambiamento nella dieta alimentare e fare più movimento.

7. Un'elevata pressione sanguigna è una delle cause più certe dell'invecchiamento.

Nell'arco di pochi anni la scienza ha sempre corretto verso il basso i valori ottimali della pressione sanguigna. Già livelli di 80/130 sono considerati valori limite e chi li registra « un individuo a rischio ». Chi ha valori ancora più alti dovrebbe pertanto fare di tutto per raggiungere almeno questo limite. La salute delle arterie, e quindi l'irrorazione sanguigna del corpo, dipendono in buona parte da una pressione sanguigna bassa.

8. Fumare invecchia e fa ammalare.

Ne abbiamo parlato già molto in questo libro. Cercate di fare davvero di tutto per smettere con questa pericolosa dipendenza.

9. L'alimentazione ha un ruolo straordinario per salute e benessere.

Se necessario, cercate di cambiare le vostre abitudini alimentari, in modo da prevenire l'invecchiamento cellulare: molta frutta e verdura, tante insalate, molto pesce, soprattutto di mare, olio d'oliva e prodotti integrali.

Evitate cibi ricchi di colesterolo, come la carne grassa, gli insaccati, e poi formaggi grassi, panna e burro.

Cercate di consumare il meno possibile cibi pronti, bevande analcoliche gasate e aranciate.

Limitate il consumo alcolico a una quantità moderata.

10. Più movimento fate, meglio è.

Almeno quattro ore a settimana. L'attività dovrebbe dipendere dal vostro stato fisico e dai gusti personali in fatto di sport. Anche le persone di oltre settantacinque anni dovrebbero, se possibile, camminare 2-3 chilometri al giorno, indipendentemente da quanto tempo ci mettono.

11. La sessualità durante la terza età non solo è possibile, ma anche auspicabile.
Il fatto che l'amore mantenga ancora una componente sessuale durante la vecchiaia è stato a lungo un vero e proprio tabù. Ma ormai gli anziani sono sufficientemente consapevoli della loro intatta energia per dimostrarla anche in questo settore.

12. I contatti sociali e un'ampia cerchia di amici allungano la vita.
E aumentano enormemente le qualità di vita: gli stimoli intellettivi che nascono da una rete di contatti sociali non possono essere sostituiti da nessun tipo di media. La solitudine significa invecchiare velocemente, soprattutto nel cervello.

13. La migliore profilassi contro la vecchiaia è occuparsi di nuove idee.
Quanto più si è aperti e ci si occupa con grande intensità di nuovi studi e altri interessi, tanto maggiore è la possibilità di rimanere giovane e giovanile.

14. Gli anziani servono ancora. Il loro status sociale attuale verrà fondamentalmente modificato.
La discriminazione che ancor oggi i « matusa » incontrano in molti luoghi dovrà lasciare il posto a un nuovo rispetto. Il dato di fatto che l'energia e le capacità mentali risultano ancora intatte dopo il sessantesimo compleanno dovrebbe influire anche sulla sicurezza di sé negli anziani e far loro godere anche di questi ulteriori anni di libertà in tutta la loro pienezza.

Appendice

Contenuto di calcio in alcuni alimenti

Per prevenire l'osteoporosi dovreste consumare quotidianamente 1000 mg di calcio attraverso l'alimentazione.

Latte e derivati del latte
(per 100 g)

latte intero	120 mg
latte magro	120 mg
yogurt	115 mg
emmentaler	1020 mg
parmigiano	1300 mg
gorgonzola	401 mg
mozzarella di bufala	210 mg
mozzarella di latte vaccino	500 mg
caciotta toscana	531 mg

Verdura e frutta
(per 100 g)

cavolo verde	210 mg
finocchio	110 mg
broccoli	105 mg
porro	85 mg
cavolo rapa	70 mg
fagiolini verdi	57 mg
fichi (secchi)	195 mg
arancia	40 mg
ribes	200 mg
lamponi	40 mg
more	45 mg

Alcune acque minerali (al litro)

San Pellegrino	203 mg
Evian	78 mg
Panna	30 mg

L'acqua minerale dovrebbe avere, oltre a elevati quantitativi di calcio, basse percentuali di sodio (< 60 mg/litro)

Smettere di fumare

Premessa importante: la ferma decisione di smettere definitivamente. Una volta presa questa decisione, dovreste sentirvi veramente contenti, perché da questo momento in poi siete fondamentalmente un non fumatore. Anche se dovrete superare ancora qualche ostacolo.

Cosa dovete sapere

1. La nicotina è una forte droga. Siete ancora dipendenti.
2. Tutte le sensazioni positive che avete sinora avuto nel momento in cui accendevate una sigaretta – relax, maggiore concentrazione, buon umore – si basano sul dato di fatto che in realtà allontanavate gli effetti della dipendenza.
3. La vera dipendenza dura solamente tre settimane circa ed è molto meno pesante di quanto abbiate immaginato. Non compatitevi in questo periodo, ma siate felici perché sostanzialmente ce l'avete fatta. Contrariamente a quanto si pensava prima, oggi si è convinti dell'assoluta necessità di non usare in questa fase cerotti o gomme da masticare a base di nicotina, che avrebbero il solo esito di aumentare la dipendenza.
4. Molto più problematici della dipendenza fisica che, come abbiamo detto, in breve scompare, sono i riflessi ormai consolidati che fanno mettere mano automaticamente al pacchetto. Esiste il « riflesso di fuga » dinanzi a situazioni importanti o stressanti, per esempio prima di parlare con il capo, che pensate di poter superare solo ricorrendo al fumo. Poi c'è il riflesso « caffè + sigaretta = piacere » (come se i non fumatori non bevessero volentieri un caffè) e infine il riflesso « rabbia + sigaretta = relax » (anche negli altri la rabbia prima o poi svanisce, senza ricorrere alla nicotina). Dovete dimenticare questi riflessi.
5. Controllate anche prima del giorno x tutte le situazioni che vi inducono automaticamente a prendere una sigaretta. Fatene un elenco, controllando le vostre reazioni per un paio di giorni. Un ruolo importante l'ha anche sicuramente il livello di veleno in discesa, che dopo un'ora dall'ultima sigaretta si è ridotto a un quarto della dose iniziale. Osservate

quindi altri eventuali motivi scatenanti. Sarebbe consigliabile iniziare a perdere questi automatismi prima di smettere di fumare, cioè fermarsi ogni volta che si cerca di prendere il pacchetto e costringersi a non fumare proprio ora.

Questo vi aiuterà, giunti al giorno x, a considerare la sensazione « adesso ne ho proprio bisogno » come un mero riflesso, che si può facilmente cancellare.

6. Osservate attentamente i maggiori pericoli di « ricaduta »: abitudine (dopo i pasti), noia (quando dovete aspettare qualcuno), nervosismo (dinanzi a un appuntamento importante), compagnia (durante una festa o con amici che fumano ancora), assuefazione (dopo essersi alzati), stress e sensazione di dover essere sempre attivi.

Dopo il giorno x

Sono orgoglioso di me stesso: da oggi sarà questo il mio motto. Non cedete a lamentele e compassione: non ne avete motivo, al contrario. I piccoli disturbi che proverete ancora per due o tre settimane – inquietudine, dita intorpidite, battiti accelerati, la sensazione di vuoto interiore – vanno accettati con gioia: sono la dimostrazione che il vostro corpo sta cambiando e che tra breve avrà superato tutto. E non lasciatevi tentare dal diavoletto tentatore (« Ma dai, cosa vuoi che sia ancora una sigaretta... »). Perché altrimenti tutto quello che avete ottenuto andrà perso. Se possibile non bevete alcolici, per non indebolire la volontà.

Bibliografia: Allen Carr, *Il metodo semplice per smettere di fumare*, Sperling Paperback, Milano, 1993.

Carta europea dei diritti del malato

Diritto a misure preventive. Ogni individuo ha diritto a servizi appropriati a prevenire la malattia.

Diritto all'accesso. Ogni individuo ha il diritto di accedere ai servizi sanitari che il suo stato di salute richiede. I servizi sanitari devono garantire eguale accesso a tutti, senza discriminazioni sulla base delle risorse finanziarie, del luogo di residenza, del tipo di malattia o del momento di accesso al servizio.

Diritto alla informazione. Ogni individuo ha il diritto di accedere a tutti i tipi di informazione che riguardano il suo stato di salute e i servizi sanitari e come utilizzarli, nonché a tutti quelli che la ricerca scientifica e l'innovazione tecnologica rendono disponibili.

Diritto al consenso. Ogni individuo ha il diritto di accedere a tutte le informazioni che lo possono mettere in grado di partecipare attivamente alle decisioni che riguardano la sua salute. Queste informazioni sono un prerequisito per ogni procedura e trattamento, ivi compresa la partecipazione alla ricerca scientifica.

Diritto alla libera scelta. Ogni individuo ha il diritto di scegliere liberamente tra differenti procedure ed erogatori di trattamenti sanitari sulla base di adeguate informazioni.

Diritto alla privacy e alla confidenzialità. Ogni individuo ha il diritto alla confidenzialità delle informazioni di carattere personale, incluse quelle che riguardano il suo stato di salute e le possibili procedure diagnostiche o terapeutiche, così come ha diritto alla protezione della sua privacy durante l'esecuzione di esami diagnostici, visite specialistiche e trattamenti medico-chirurgici in generale.

Diritto al rispetto del tempo dei pazienti. Ogni individuo ha diritto a ricevere i necessari trattamenti sanitari in un periodo di tempo veloce e predeterminato. Questo diritto si applica a ogni fase del trattamento.

Diritto al rispetto degli standard di qualità. Ogni individuo ha il diritto di accedere a servizi sanitari di alta qualità, sulla base della definizione e del rispetto di precisi standard.

Diritto alla sicurezza. Ogni individuo ha il diritto di essere libero da danni derivanti dal cattivo funzionamento dei servizi sanitari, dalla pratica errata e dagli errori medici, e ha il diritto di accesso a servizi e trattamenti sanitari che garantiscano elevati standard di sicurezza.

Diritto alla innovazione. Ogni individuo ha il diritto all'accesso a procedure innovative, incluse quelle diagnostiche, secondo gli standard internazionali e indipendentemente da considerazioni economiche o finanziarie.

Diritto a evitare le sofferenze e il dolore non necessari. Ogni individuo ha il diritto di evitare quanta più sofferenza possibile, in ogni fase della sua malattia.

Diritto a un trattamento personalizzato. Ogni individuo ha il diritto a programmi diagnostici o terapeutici quanto più possibile adatti alle sue personali esigenze.

Diritto al reclamo. Ogni individuo ha il diritto di reclamare ogniqualvolta abbia sofferto un danno e ha il diritto di ricevere una risposta o un altro tipo di reazione.

Diritto al risarcimento. Ogni individuo ha il diritto di ricevere un sufficiente risarcimento in un tempo ragionevolmente breve ogniqualvolta abbia sofferto un danno fisico ovvero morale e psicologico causato dal trattamento di un servizio sanitario.

Indice analitico

SOMMARIO

COLLANA VARIA

Walter Andreson, *Corso di fiducia in se stessi*
Sarah Ban Breathnach, *Qualcosa di più*
Sarah Ban Breathnach, *Semplice abbondanza*
Nathaniel Branden, *Le donne e la stima di sé*
Barbara Ann Brennan, *Luce emergente*
Barbara Ann Brennan, *Mani di luce*
Sophy Burnham, *L'energia della preghiera*
F. Dunas, P. Goldberg, *Il gioco della passione*
Wayne W. Dyer, *C'è una soluzione spirituale a ogni problema*
Wayne W. Dyer, *Che cosa volete davvero per i vostri figli?*
Wayne W. Dyer, *Come fare miracoli*
Wayne W. Dyer, *Credere per vedere*
Wayne W. Dyer, *Dieci segreti per il successo e l'armonia*
Wayne W. Dyer, *Inventarsi la vita*
Wayne W. Dyer, *La saggezza di ogni giorno*
Wayne W. Dyer, *Il tuo sacro io*
Rita Emmett, *L'arte di non rinviare*
Gibran Khalil Gibran, *Versi spirituali*
Malcolm Godwin, *Il sognatore lucido*
John Gray, *Marte e Venere in camera da letto*
John Gray, *Marte e Venere si corteggiano*
John Gray, *Quello che tua madre non ti ha detto e tuo padre non sapeva*
Ray Grigg, *Il tao delle relazioni*
Taylor Hartman, *Il codice dei colori*
Alan Herdman, *Pilates per persone che hanno troppo da fare*
Julia Butterfield Hill, *Ognuno può fare la differenza*

Hans Höting, *Il succo della vita*
Myla e Jon Kabat-Zinn, *Benedetti genitori*
Harold S. Kushner, *Vivere bene comportandosi bene*
Lam Kam Chuen, *Il manuale del Feng Shui*
Lam Kam Chuen, *Il manuale del Feng Shui personale*
Lam Kam Chuen,, Lam Kai Sin, Lam Tin Yu, *La via del tè*
Mary Lambert, *Ogni cosa al suo posto e un posto per ogni cosa*
Mary Lambert, *In principio era il caos*
Judith H. Morrison, *Il grande libro dell'Ayurveda*
Eloise Napier, *Andar per Spa*
J. Paunngger e T. Poppe, *Il dizionario della luna*
J. Paunngger e T. Poppe, *La luna e l'arte della ginnastica*
Maud Nordwald Pollock, *Dal cuore attraverso le mani*
Nino Salvaneschi, *Breviario della felicità*
Anne Wildon Schaef, *Meditazione per donne che hanno troppo da fare*
Mechthild Scheffer, *Il grande libro dei fiori di Bach*
A. Selby e A. Herdman, *Pilates*
Hyemeyohsts Storm, *Sette frecce*
Eva Wong, *Feng Shui*

ALAN HERDMAN CON JO GODFREY WOOD

PILATES PER PERSONE CHE HANNO TROPPO DA FARE

Uno dei vantaggi del metodo Pilates è che si può praticare ovunque e che serve in ogni circostanza.
Questa breve guida insegna degli esercizi adatti a ogni momento della giornata: quando fate colazione, vi preparate per andare in ufficio, siete in viaggio, in albergo, oppure mentre fate le pulizie di casa, siete al computer o state cucinando. Senza bisogno di attrezzi o di un abbigliamento speciale, la ginnastica Pilates contribuisce, senza sottrarre tempo alle vostre abituali attività, a liberarvi dallo stress e a mantenervi in una buona forma fisica.

CHRISTOPHE ANDRÉ
VIVERE FELICI

Felici si nasce o si diventa? Mai come in questi ultimi tempi la felicità è stata oggetto di studi, analisi e riflessioni. Filosofi, neurologi, biologi, psicologi si sono tutti dedicati allo studio di questo stato d'animo di così difficile definizione e così ampiamente soggettivo. Christophe André, medico psichiatra, affronta il tema da tutti i punti di vista, cercando di rispondere – con uno stile sempre chiaro e discorsivo, ma senza rinunciare alla precisione scientifica – alle domande che tutti ci facciamo sulla felicità, senza sottrarsi all'analisi delle osservazioni anche più banali (ognuno di noi si è chiesto, almeno una volta, se il denaro dà la felicità, o se i belli sono più felici). Con onestà e competenza e senza la presunzione di voler presentare verità infallibili, André invita a una presa di coscienza aperta e positiva e a un allenamento costante e vigile che ci liberi da atteggiamenti rinunciatari o passivi, legati a una scarsa stima di sé o a ostacoli culturali, psicologici, sociologici. Se è vero che ci sono individui più portati di altri alla felicità, è però altrettanto vero che sforzi ed esercizi sono necessari per tutti, e che si può imparare a essere felici.

NATHANIEL BRANDEN

I SEI PILASTRI DELL'AUTOSTIMA

Il concetto di autostima si basa su un principio semplice ma essenziale: non c'è giudizio più importante per noi di quello che diamo di noi stessi. La radice di molti problemi psicologici, dall'ansia alla depressione, dall'incapacità di affermarsi professionalmente alle difficoltà relazionali, risiede proprio in una scarsa autostima. Nel mondo d'oggi, caotico e competitivo, il raggiungimento del benessere personale non meno che del successo professionale, dipendono in larga parte sul nostro livello di autostima e sulla nostra capacità di alimentarla in chi ci sta intorno.
Dopo aver esposto i fondamenti teorici dell'autostima e avere analizzato i «sei pilastri» su cui si regge, Nathaniel Branden ne esplora l'importanza cruciale in cinque ambiti: nel lavoro, in famiglia, nella scuola, nella psicoterapia e nella società in generale. Penetrante e provocatorio, pieno di indicazioni concrete ed esercizi pratici, *I sei pilastri dell'autostima* si rivolge a chiunque aspiri a vivere in armonia con se stesso. Un libro che mostra l'importanza della stima di sé per la nostra salute psicologica, i successi personali, la felicità e le relazioni positive.

Finito di stampare
nel mese di settembre 2004
per conto della Casa Editrice Corbacccio S.r.l.
dalla Grafica Veneta S.p.A.,
di Trebaseleghe (PD)
Printed in Italy